ギャル曽根流 大食い もっと HAPPY ダイエット

CONTENTS

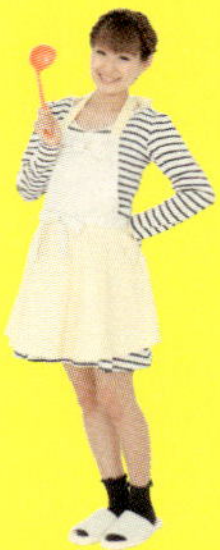

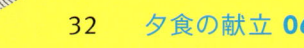

- 04 　さらにパワーアップ！
  ギャル曽根流ダイエットとは？

- 09 　**Chapter 1**
  500kcal台の定食メニュー

- 12 　夕食の献立 01
  めかじきの香草焼き 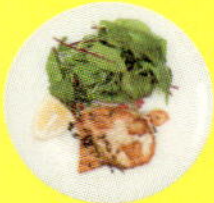
  ・グリルドベジタブル
  ・ビーンズサラダ
  ・にんじんとトマトのすりおろしスープ

- 16 　夕食の献立 02
  カリフラワーの麻婆ソース 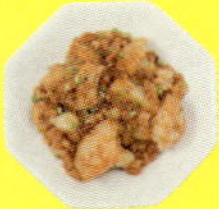
  ・中華風刺身
  ・千切り野菜サラダ
  ・ニラとわかめ、帆立のスープ
  ・しらたき入りごはん

- 20 　夕食の献立 03
  野菜たっぷり焼き餃子 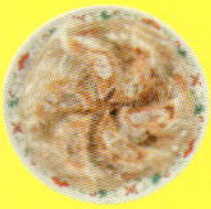
  ・変わりおぼろ冷や奴
  ・コッチョリ
  ・スーラータン

- 24 　夕食の献立 04
  タイスキ 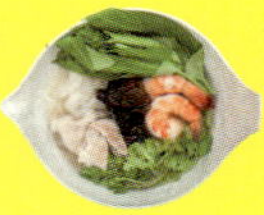
  ・さつまいもの生姜煮
  ・セロリとさきいかのエスニックサラダ
  ・マンゴーココナッツミルク
  ・しらたき入りジャスミンライス

- 28 　夕食の献立 05
  **ごろごろ野菜と
  鮭のグラタン** 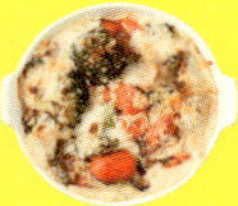
  ・パプリカのマリネ
  ・グレープフルーツときゅうりのサラダ
  ・キャベツとセロリのレモンカレースープ

- 32 　夕食の献立 06
  豆腐の和風ドライカレー 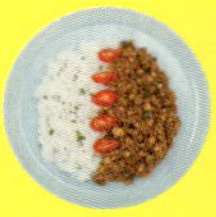
  ・まるごと焼きトマト
  ・コールスローのごま和え
  ・なすとみょうがの味噌スープ

- 36 　夕食の献立 07
  ふわふわ和風かに玉 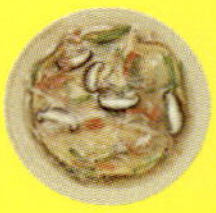
  ・大根と玉こんにゃくの田楽
  ・トマトカップ寿司
  ・長芋となめこのお吸い物

- 40 　夕食の献立 08
  **ほうれん草と
  カッテージチーズのカレー** 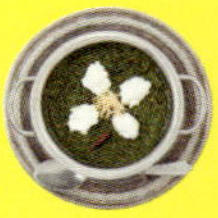
  ・ブロッコリーとれんこんのサブジ
  ・ラディッシュの即席ピクルス
  ・スパイシー豆乳チャイ

- 44 　夕食の献立 09
  豆腐と鶏むね肉の唐揚げ 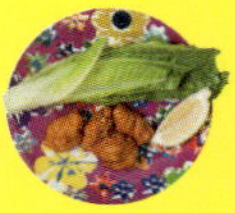
  ・アスパラガスの粒マスタード和え
  ・大根とりんごのサラダ
  ・めかぶときのこのスープ

- 48 　夕食の献立 10
  回鍋肉 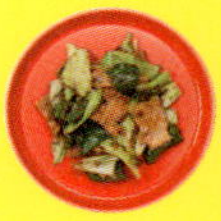
  ・白菜とチンゲン菜の即席漬け
  ・きくらげサラダ
  ・ザーサイと豆腐のスープ

- 52 　大食いCOLUMN　リメイク技を大公開

- 53 　**Chapter 2**
  低カロリー食材で「かさまし」

- 56 　豆腐だけハンバーグ
- 57 　豆腐のお好み焼き
- 58 　こんにゃくのエスニック春巻き 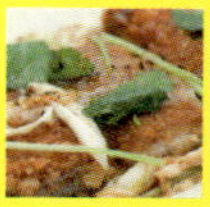
- 59 　こんにゃくのカツ煮
- 60 　おからナゲット
- 61 　おからポテトサラダ

62	しらたき入り焼きそば	80	ブロッコリーのパン粉炒め
63	しらたき入りごはんのビビンバ		大根の昆布しょうゆ漬け
64	高野豆腐のトンカツ		焼き長ねぎの和風マリネ
65	高野豆腐のチリコンカン		キャベツと焼き油揚げの甘酢和え
66	切り干し大根とたけのこの混ぜ寿司	81	白菜と帆立のさっと煮
67	切り干し入りピーマンの肉詰め		ブロッコリーの茎の味噌漬け
68	厚揚げのうな丼		にんじんとツナのホットサラダ
69	湯葉のモツ風煮込み		ほうれん草とこんにゃくのピリ辛和え
70	大根の釜飯	82	大食いCOLUMN
			ギャル曽根流の冷凍術

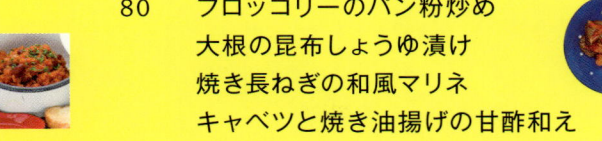

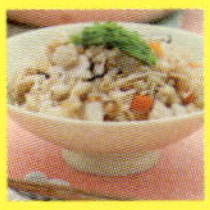

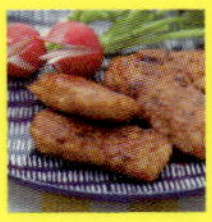

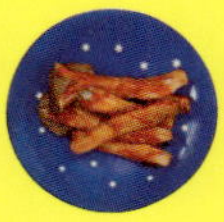

71 **Chapter 3**
もりもり食べたい野菜の料理

73 スナップえんどうのわさび和え
　　キャベツのミルフィーユ
　　ミニトマトのおかか炒め

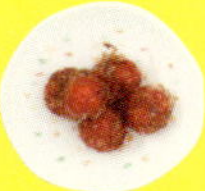

74 もやしときゅうりのペペロンチーノ
　　焼ききのこの梅和え
　　コーンクリーム缶のシチュー

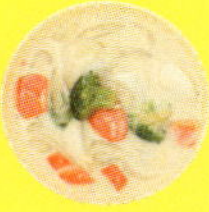

75 じゃがいものにんにく風味
　　ベジタブルタジン
　　肉なし肉じゃが

76 根菜の皮のきんぴら
　　千切り野菜の蒸し豆腐
　　野菜チャンプルー

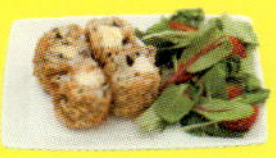

77 里芋とひじきのコロッケ
　　絹さやのタラコ和え
　　蒸しなすの薬味ごまダレ

78 キャベツのハムの辛子和え
　　エリンギの韓国風つけ焼き
　　三つ葉と切り干し大根の味噌炒め 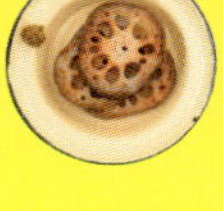
　　長芋の大学芋風

79 焼きれんこん
　　ししとうのピリ辛炒め
　　豆苗ときのこのおひたし
　　セロリと桜えびのナンプラー炒め

冷凍つくね
鶏つくね入りジンジャースープ
照り焼きつくね
冷凍鮭しょうゆ漬け
鮭の立田揚げ
鮭の柚香焼き
冷凍にんじん＋ごぼうミックス
にんじんとごぼうの白和え
にんじんとごぼうの炊き込みごはん
冷凍もやし＋きのこミックス
もやしときのこのごま酢和え 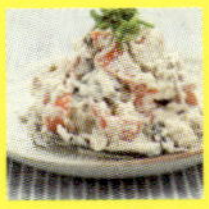
かき玉スープ

87 **Chapter 4**
季節を問わず食卓に登場する鍋

89 豆乳鍋＋しらたき入りごはん雑炊
90 スンドゥブチゲ＋春雨
91 みぞれ鍋＋餅 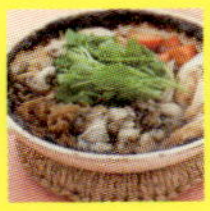
92 牡蠣の土手鍋＋うどん
93 カレー鍋＋トーストバゲット

94 素材別インデックス

★材料は2人分、または作りやすい分量です。　★カロリーは1人分です。　★1カップ＝200cc、大さじ1＝15cc、小さじ1＝5ccです。
★電子レンジの加熱時間は600Wのものを使用したときの目安です。500Wの場合は1.2倍してください。

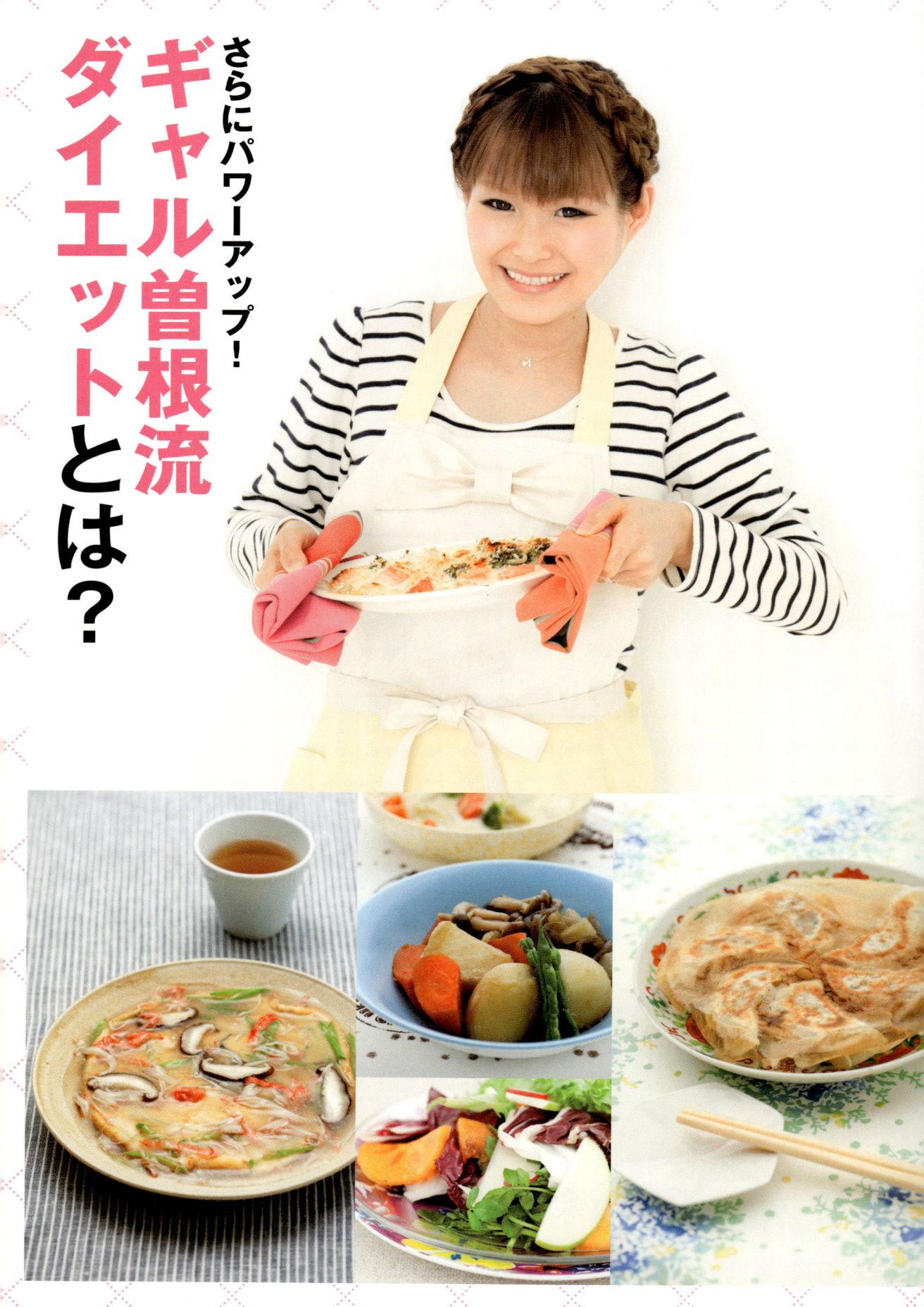

さらにパワーアップ！
ギャル曽根流ダイエットとは？

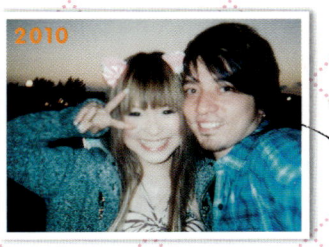
2010

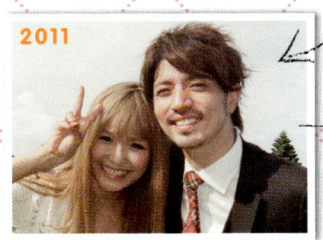
2011

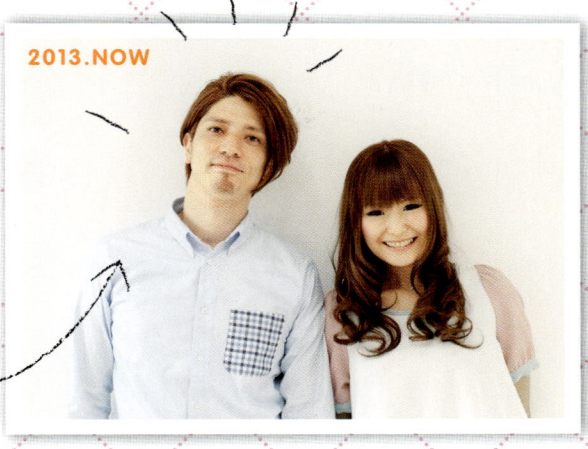
2013.NOW

こちらがご主人の名城ラリータさん。ダイエット後、全くリバウンドなしでイケメン度はさらにUP?! お似合いのお二人です。

15kg痩せた彼はリバウンドなし！よりいっそうヘルシーになりました。

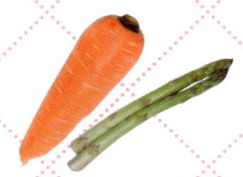

　食べることはもちろん、お料理するのも大好きだという曽根さん。小さい頃からお手伝いでキッチンに立ち、当時から大人になったら食べることに関わる仕事に就きたいと思っていたのだとか。そのために調理師免許も取得した。
「結局"大食い"がお仕事になったのですが、意外なところでその調理師免許が役立つことに。今のダンナさんと付き合い始めてすぐ、健康診断で"メタボの危険あり！"という結果が出てしまい、彼から相談を受けたんです。彼はテレビの制作会社に勤めているのですが、お昼は揚げ物たっぷりのお弁当、晩ごはんは深夜になることも多く、当然お酒は飲むし、しかも好物は油ものと炭水化物……、これじゃ太るのは当たり前！　そこで、じゃあわたしが料理で痩せさせよう！と一念発起し、彼のためにダイエットメニューを考案することに」（曽根さん）
　曽根さんのレシピの特徴は、食べる量は減らさずに、カロリーだけダウンさせるというもの。野菜をたっぷりと使うのはもちろん、豆腐などの低カロリー食材を駆使した"かさまし"で、ボリュームを出すのがポイントだ。
「もともと私はお肉中心の食生活だったので、野菜が苦手。でも彼のために野菜ソムリエの資格を取りました。その甲斐があって彼は半年で15kgも減量！」
　そのときに考えたレシピをまとめた前作『ギャル曽根流　大食いHAPPYダイエット』が、大ヒットに！
「彼が痩せてから約2年、ずっとこの食生活を続けているのですが、一切リバウンドしていません！　もちろん健康診断も問題なし。痩せて健康になって、ますますハッピーなわたしたちです」

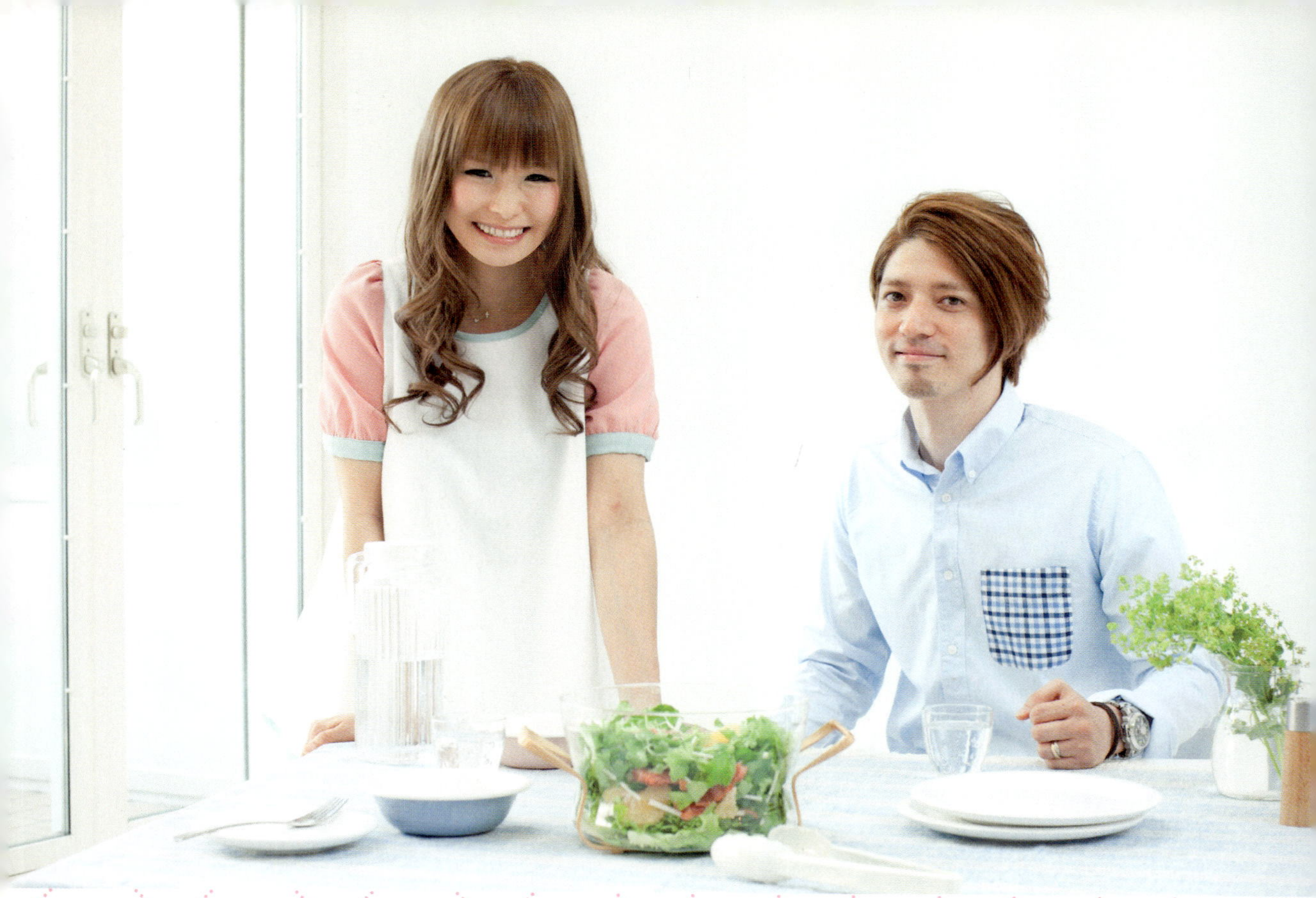

野菜がたくさん摂れる、サラダは食卓の必需品。毎日ドレッシングに変化をつけると飽きません。二人でもりもり食べてます!!

ギャル曽根流 ダイエットのルール 10

- ☐ ヘルシーな食材でかさましし、満腹感をアップ！
- ☐ バターは使わず、オリーブオイルやごま油など、風味のいいものを少量使用。
- ☐ お肉についた皮や脂身は取る。
- ☐ 白米より玄米や雑穀米を積極的に食べる。
- ☐ 昼の丼ものは禁止。野菜の多い定食をチョイス。
- ☐ 食前にコップ1杯の水を。もしくは最初にサラダから食べる。
- ☐ 基本的にお菓子は食べない。
- ☐ エレベーターを階段に変える。
- ☐ 近い場所へは歩いていく。
- ☐ 夜0時以降は絶対に食べない。

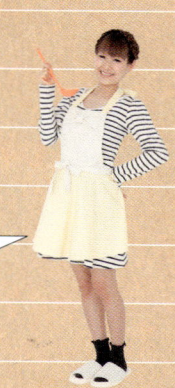

食事の量は全く減らさなくても、アイデアいっぱいのギャル曽根流の料理と、このダイエットのルールで、彼は半年で15kg減！

減らすのはカロリーだけ！
レシピの秘密、教えます。

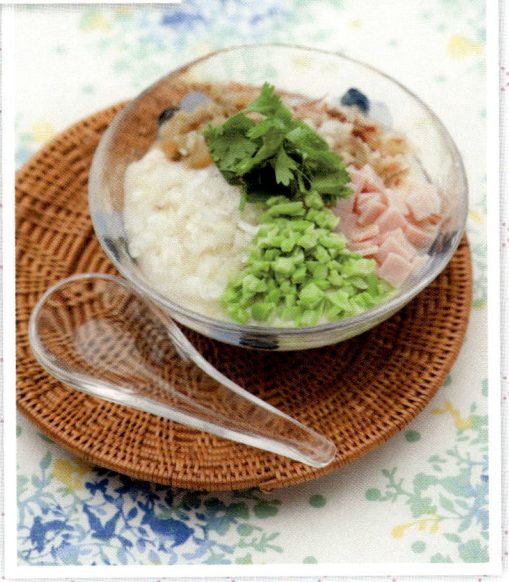

　ダイエットの基本は食材選びと調理法。とにかく徹底的に低カロリーに作ります。
「お肉の皮や脂身はきちんと取り除き、調理は蒸したり煮たり、ノンオイルを心がけました。ドレッシングなどもなるべく油は使わずに。使うなら、悪玉コレステロールを下げると言われている、オリーブオイルやごま油を少量のみ。でも、しらたきやこんにゃく、豆腐などを使ってかさを増し、食べる量自体は減らさない工夫をします」（曽根さん）
　噛みごたえのある食材を使い、そこで満腹感を出すのも大事。
「ダイエットといえあっさりした味だけでは、なかなか男の人は満足してくれない。なので、マスタードや柚子こしょうなど、ローカロリーの調味料を揃えて、味付けに変化を持たせるのもポイント」
　深夜0時以降、また眠る2時間前には食べないことと、近場はできるだけ歩いて移動。このルールも厳守しました。
「例えば僕が"酢豚が食べたい"って言うと、それを低カロリーでたっぷり、しかもおいしく作ってくれた。最初はダイエットのために家で食事しなきゃ、って感じでしたが、徐々に"家のごはんがおいしいから帰りたい"に変わって……。彼女の料理はレパートリーが豊富で全然飽きない。途中からダイエットしてる感覚はなかったですね」（ラリータさん）

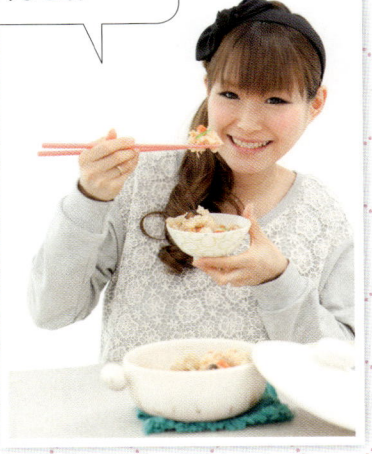

どの料理も食べごたえたっぷり！ 空腹感がないから、リバウンドすることがありません。

産後太りもこのレシピで解消、わたしも2か月半で10kgダウン！

「料理上手なこともももちろんだけど、僕の体のことを第一にレシピを考えてくれる、その優しさに感動した」
と言うラリータさんと、2011年に結婚。翌年の11月には長男を出産した。
「いくら食べても全然太らなかったわたしが、気づけば14kgも増えていて……。こんなに体が重くなったのは初めて。歩くのがつらいし、疲れやすいし、産んだあともなかなか元に戻らない。これは私もダイエットしなきゃ！　と思い、彼と同じレシピを食べることに」（曽根さん）

それまでは、例えばコロッケなら、曽根さんは油で揚げたもの、彼には油を使わずオーブンで焼く、というように、調理法が別々。でも今回は、曽根さんも同じ調理法で作った献立を食べたとか。
「同じ物を食べると、コミュニケーションが楽しくなりますよね。例えば、昨日食べたきんぴらごぼうが、今日は炊き込みごはんになって出てきたら、"あれ、これ昨日のきんぴら？"って話のネタになる。うちの奥さんが作る料理は、そういうふうにネタにするのが楽しいメニューばかり。おいしいし、食卓に着くのが待ち遠しくなります」（ラリータさん）

二人揃ってダイエットごはんを食べ、2か月半。気がつけば曽根さんも10kgの減量に成功。元の体型に戻っても、このヘルシーな食事は病みつきになりそう！

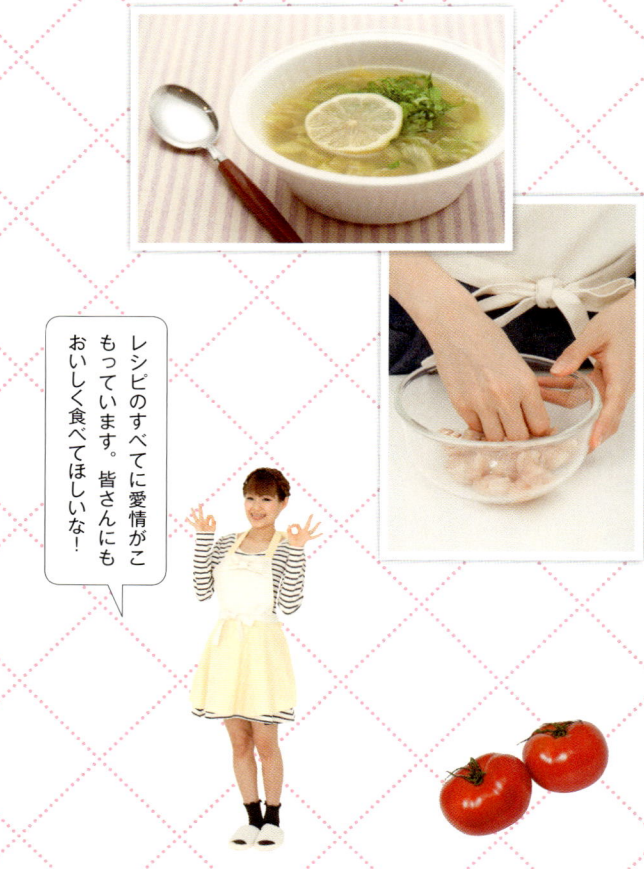

レシピのすべてに愛情がこもっています。皆さんにもおいしく食べてほしいな！

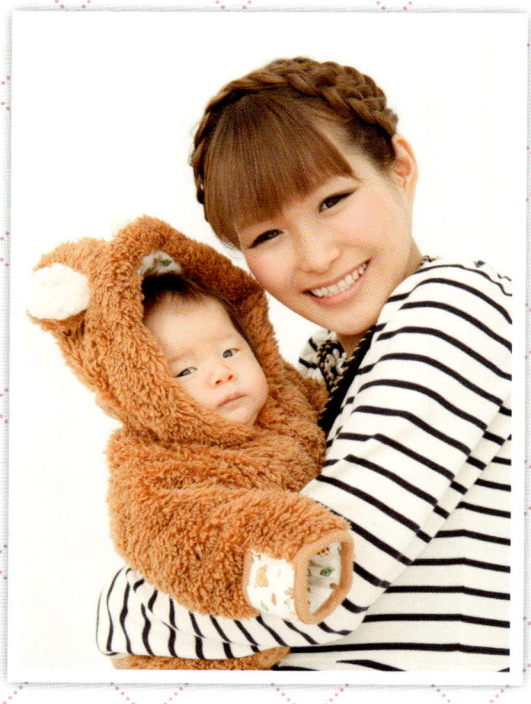

最愛の息子とパチリ。ギャル曽根からママ曽根になりました。息子も食欲旺盛で早くも大食いだとか。胃袋は曽根さん似？

Chapter 1
500kcal台の定食メニュー

我が家の夕飯は、相変わらず
品数たっぷりで５００kcal台です。

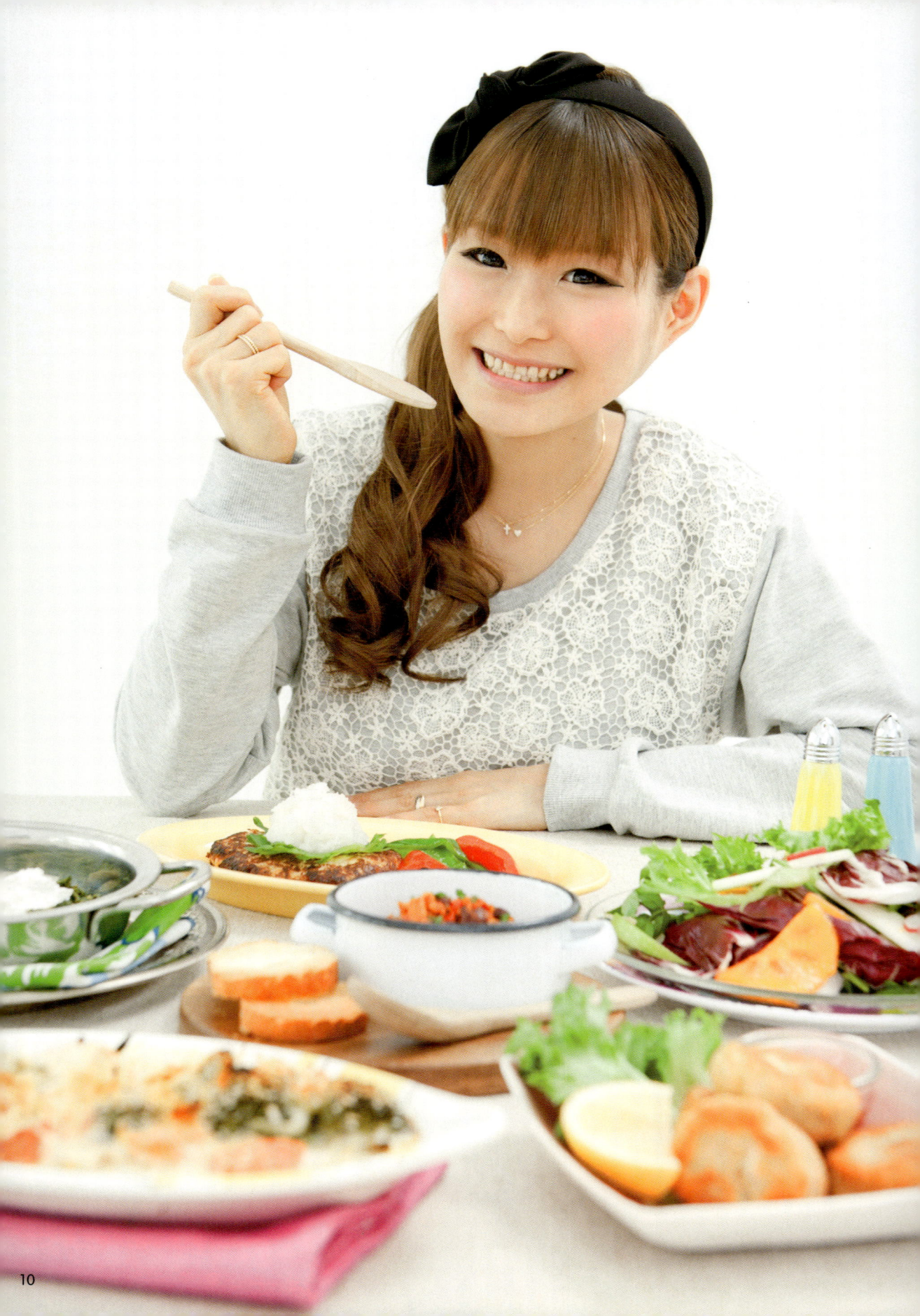

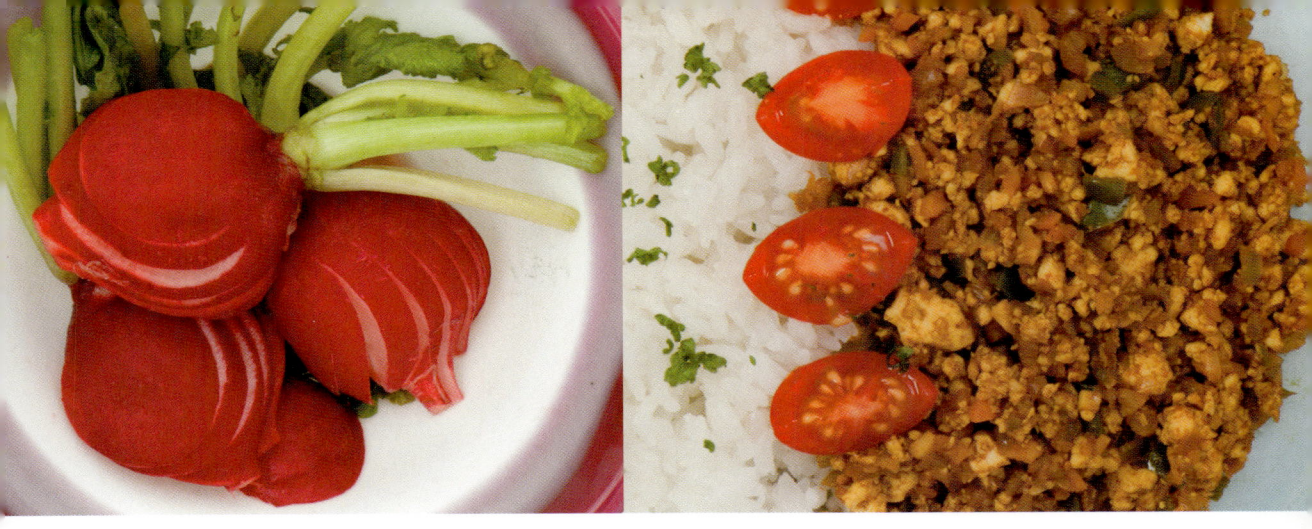

たっぷり食べても500キロカロリー台！
品数いっぱい、我が家の定食です。

ダイエット中だからといって、食卓の上が寂しくなるのは×。
おかずは3品、汁もの、炭水化物だってもちろん食べたい!!
モリモリ食べても大丈夫な理由は、メインがお魚やお肉でも、
副菜に野菜をたくさん使っていることと、油を使う量をなるべく減らしていること。そしてもちろん"かさまし"も。今回は、雑誌「anan」で芸人さんと一緒に作った定食も掲載しました。
ダイエットについてのミニ対談、読んでくださいね！

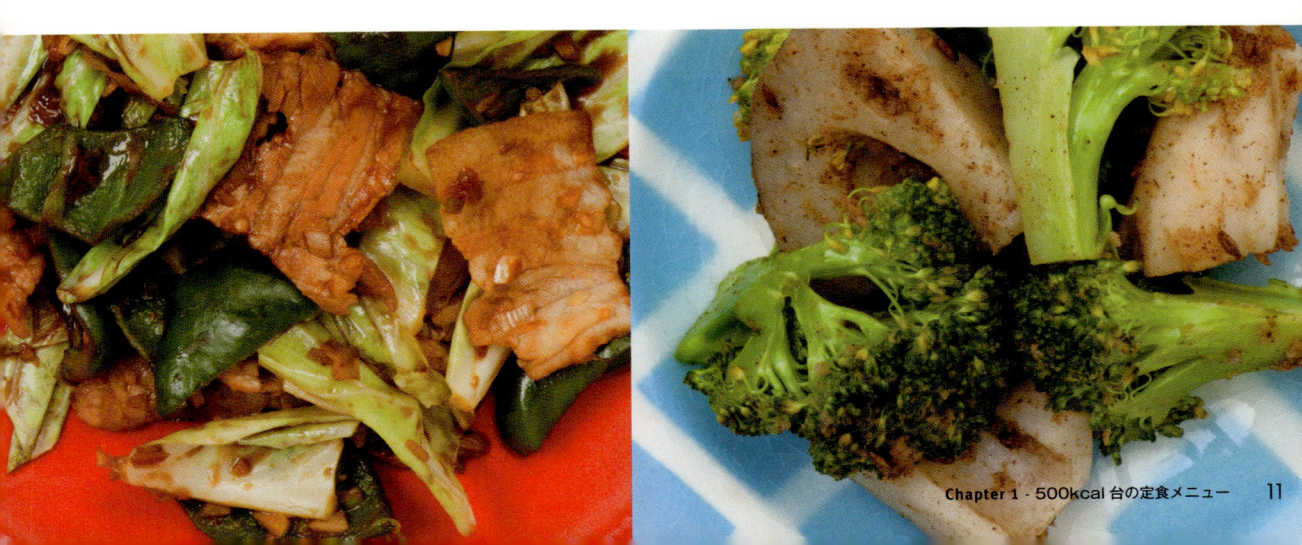

夕食の献立
01 めかじきの香草焼き定食

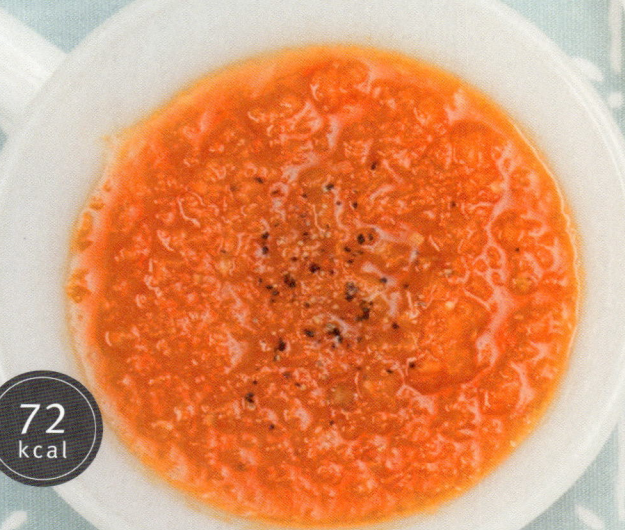

40 kcal

72 kcal

にんじんとトマトのすりおろしスープ

Total／1人あたり
537 kcal

●くせがないので、いろいろな料理にアレンジがきくめかじき。にんにくとハーブ、ごく少量のオリーブオイルと一緒に保存袋に入れて味をしみ込ませてから焼いた一品は、カロリー低めなのにおいしい、と評判のレシピです。
　豆のサラダやにんじんとトマトをすりおろしたスープ、焼き野菜を合わせて、ヘルシーかつ満足感のある定食にしました。

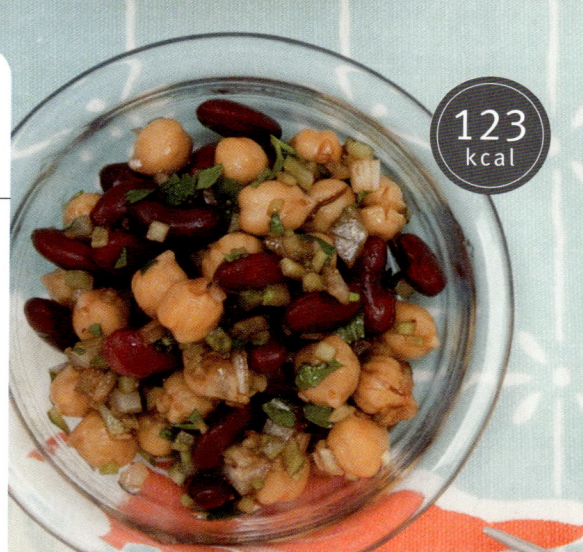

123 kcal

ビーンズサラダ

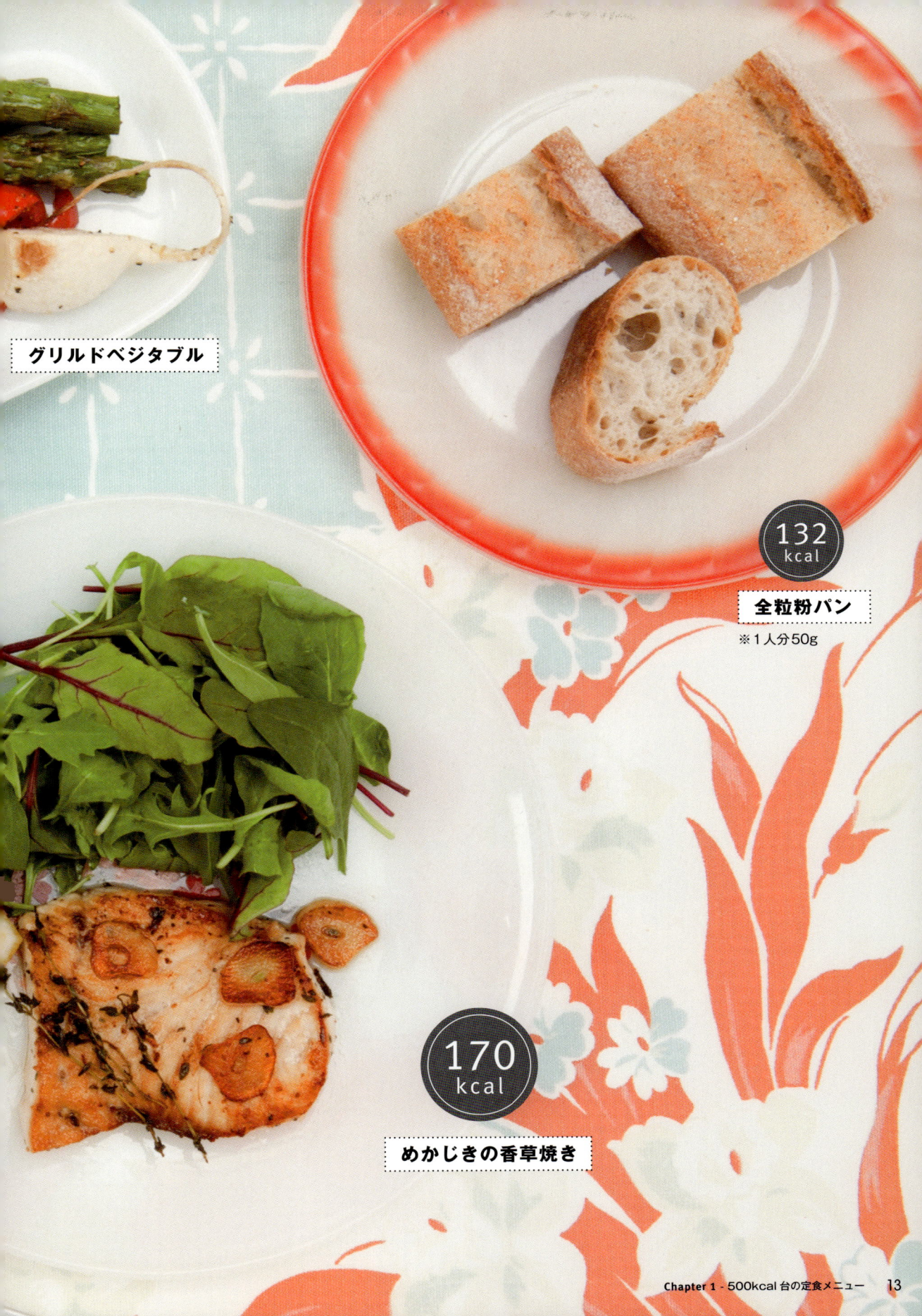

グリルドベジタブル

132 kcal
全粒粉パン
※1人分50g

170 kcal
めかじきの香草焼き

Chapter 1 - 500kcal 台の定食メニュー

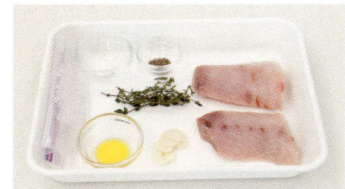
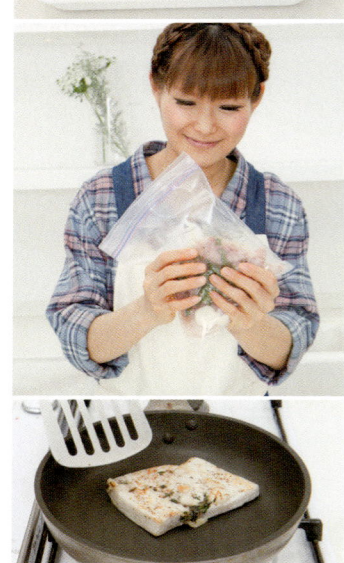
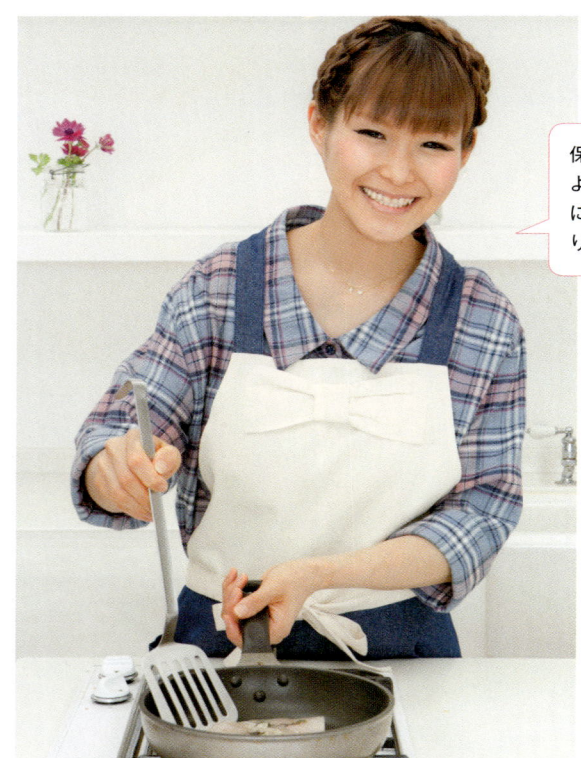

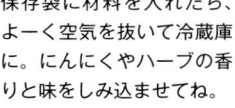
保存袋に材料を入れたら、よーく空気を抜いて冷蔵庫に。にんにくやハーブの香りと味をしみ込ませてね。

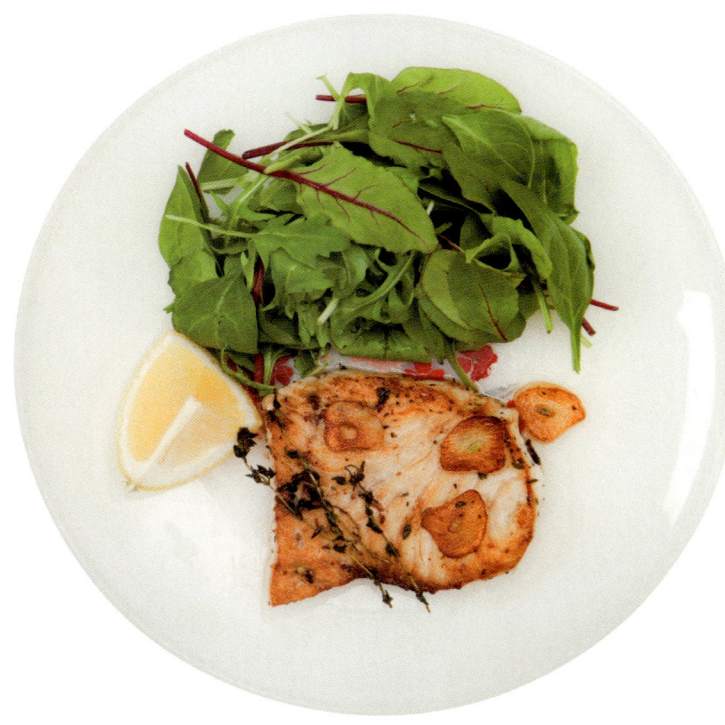

めかじきの香草焼き

材料（2人分）
- めかじき …………………… 200g
- 塩 ………………………… 小さじ1/3
- 黒こしょう ………………………適量
- にんにく ………………………… 1かけ
- ハーブ（タイム）……………… 4本
- オリーブオイル ………… 小さじ1
- ベビーリーフ …………………… 30g
- レモン（くし切り）………… 2切れ

作り方

1. めかじきは塩、黒こしょうをすり込む。にんにくは薄切りにする。
2. 保存袋に①、ハーブ、オリーブオイルを入れて空気を抜きながら口を閉じ、冷蔵庫で1時間おく（可能なら1晩おく）。
3. フッ素加工のフライパンを火にかけ、②を入れる。途中で返しながら両面を各3〜5分焼く。器に盛り、付け合わせを添える。

夕食の献立
01

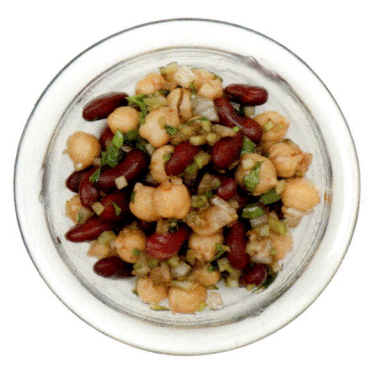
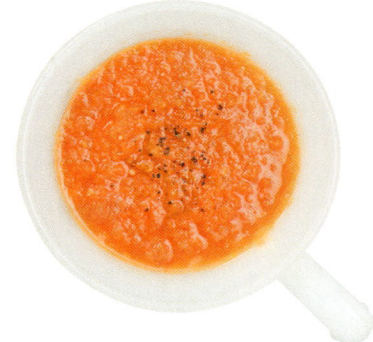
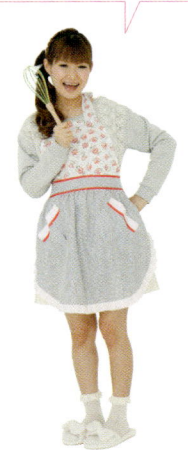

> にんじんは電子レンジにかけてからすりおろすのでらくちん。クミンパウダーがなければ、省いてもOK。

⬆ ビーンズサラダ

材料（2人分）
- ひよこ豆（茹で）……60g
- キドニービーンズ（茹で）……60g
- セロリ（みじん切り）……1/6本分
- 玉ねぎ（みじん切り）……1/8個分
- イタリアンパセリ（みじん切り）…………小さじ2
- A ┌ オリーブオイル……小さじ1
    │ バルサミコ酢……小さじ2
    │ 塩……小さじ1/4
    └ こしょう……適量

作り方
1. ボウルにひよこ豆、キドニービーンズ、セロリ、玉ねぎ、イタリアンパセリ、合わせたAを入れて、よく混ぜ合わせる。

⬆ にんじんとトマトのすりおろしスープ

材料（2人分）
- にんじん……1本
- トマト……2個
- 玉ねぎ（みじん切り）……1/4個分
- コンソメ……1個
- 水……1カップ
- 塩……小さじ1/2
- クミンパウダー……小さじ1
- 黒こしょう……適量

作り方
1. にんじんは皮をむき、ラップに包み電子レンジで3～4分加熱する。
2. フッ素加工のフライパンに玉ねぎを入れ、半透明になるまで炒める。
3. ②に①、トマトをおろし器ですりおろしながら加え、コンソメ、水を加える。約5分煮て、とろみがついたら塩、クミンパウダーで味をととのえる。器に盛り、黒こしょうをふる。

⬅ グリルドベジタブル

材料（2人分）
- かぶ……1個
- アスパラガス……4本
- パプリカ……1/4個
- オリーブオイル……小さじ1
- 塩……小さじ1/3
- こしょう……適量

作り方
1. かぶはよく洗って皮つきのまま4等分する。アスパラガスは硬い部分を除き食べやすい長さに、パプリカはワタと種を除いて縦に切る。
2. ボウルに①、オリーブオイル、塩、こしょうを入れ、手で全体をよく和える。
3. オーブントースターの天板にオーブンシートを敷いて②を並べ、焼き色がつくまで焼く。

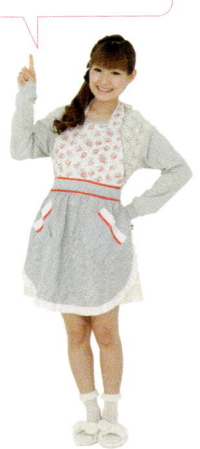

> 野菜は、オリーブオイルをまぶしてからオーブントースターで焼いて。野菜本来の旨味が味わえるレシピ♥

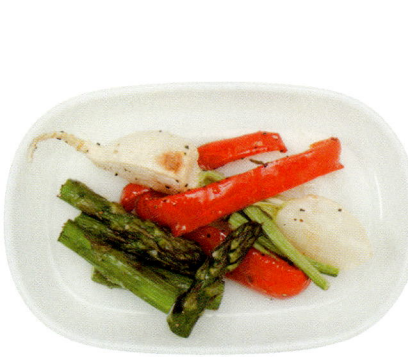

夕食の献立

02 カリフラワーの麻婆ソース定食

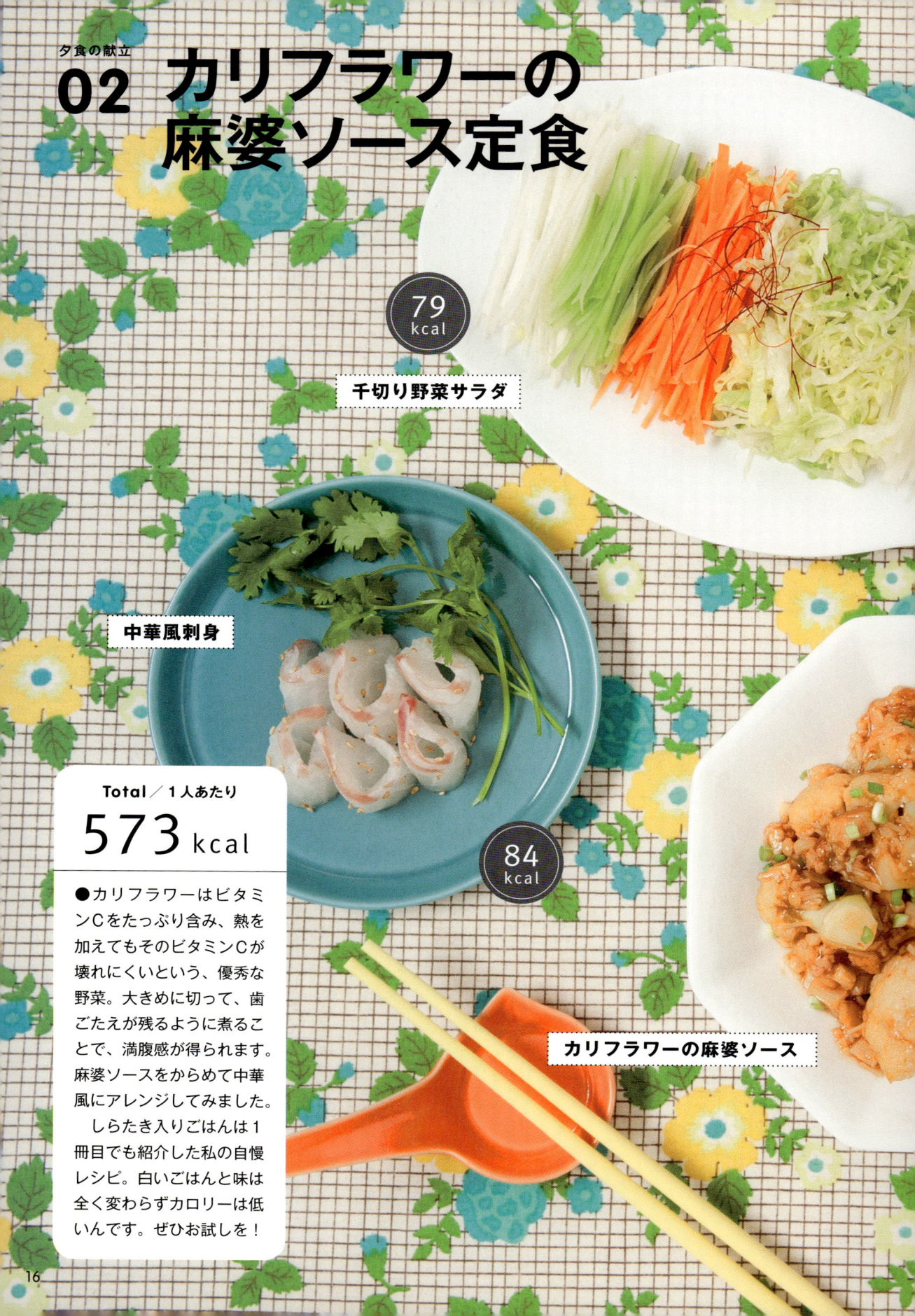

79 kcal
千切り野菜サラダ

中華風刺身

84 kcal
カリフラワーの麻婆ソース

Total／1人あたり
573 kcal

●カリフラワーはビタミンCをたっぷり含み、熱を加えてもそのビタミンCが壊れにくいという、優秀な野菜。大きめに切って、歯ごたえが残るように煮ることで、満腹感が得られます。麻婆ソースをからめて中華風にアレンジしてみました。
　しらたき入りごはんは1冊目でも紹介した私の自慢レシピ。白いごはんと味は全く変わらずカロリーは低いんです。ぜひお試しを！

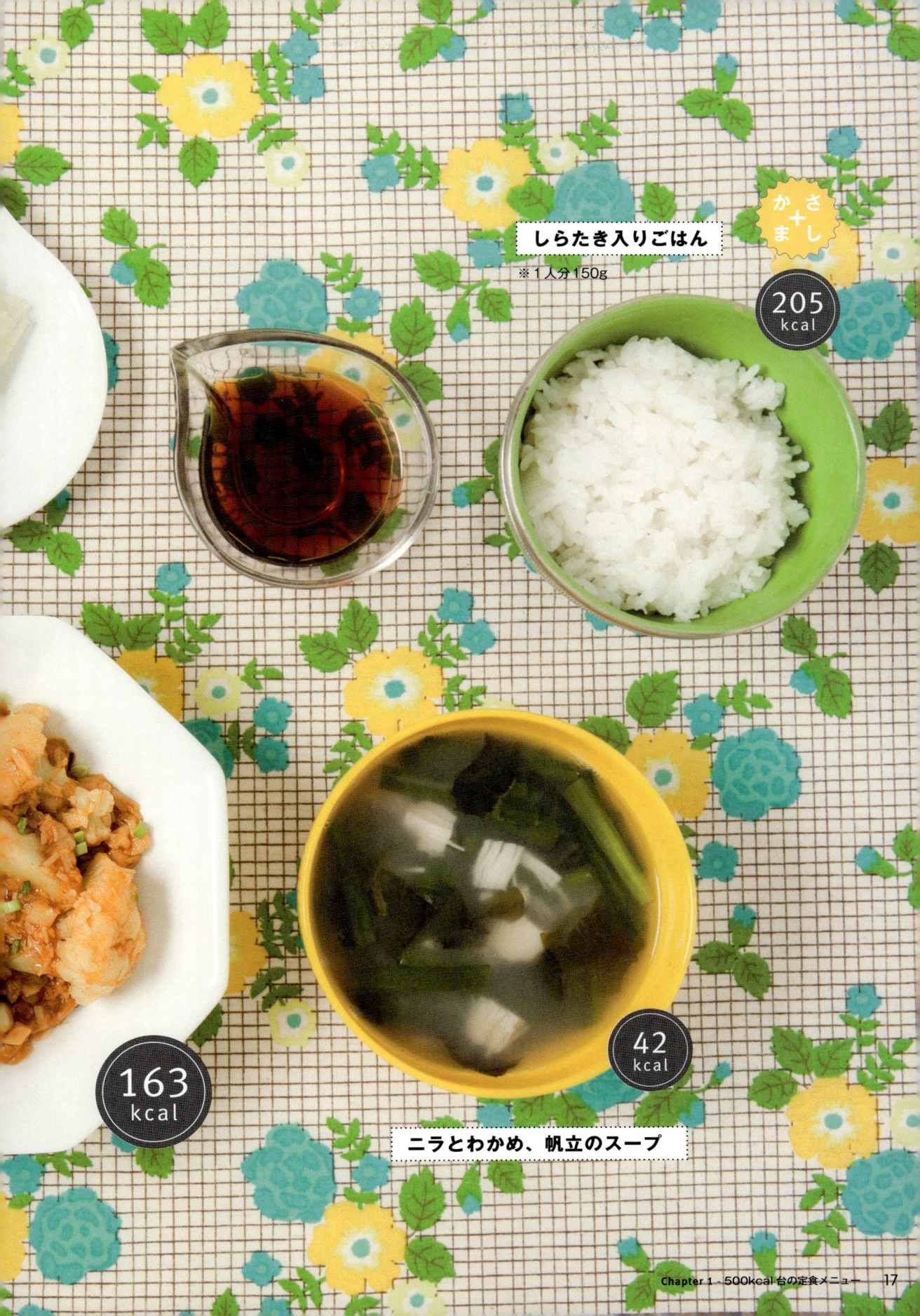

しらたき入りごはん
※1人分150g
205 kcal

かさ+まし

163 kcal

42 kcal

ニラとわかめ、帆立のスープ

カリフラワーの麻婆ソース

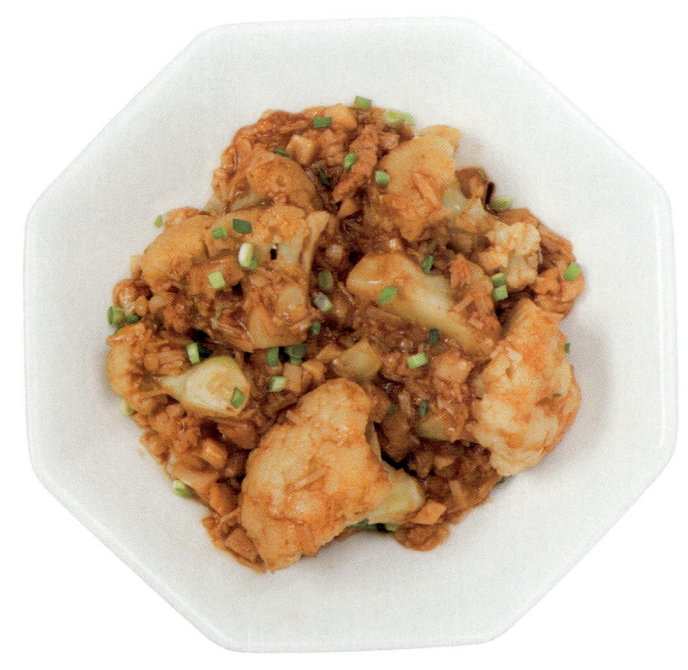

材料（2人分）
- カリフラワー……………………1株
- えのきだけ……………………1パック
- たけのこ（水煮）………………40g
- ごま油……………………小さじ1
- 長ねぎ（みじん切り）……10cm分
- にんにく（みじん切り）…1かけ分
- 生姜（みじん切り）……1/2かけ分
- 鶏ひき肉…………………………30g
- A ┌ 豆板醤………………大さじ1/2
  │ オイスターソース……小さじ2
  │ 鶏がらスープ………カップ3/4
  └ こしょう…………………適量
- 水溶き片栗粉
  （片栗粉、水………各大さじ1）
- 万能ねぎ（小口切り）……大さじ1

作り方
1. カリフラワーは小房に切り分ける。えのきだけは石づきを除いて1cm長さに、たけのこは5mm角に切る。
2. フッ素加工のフライパンにごま油を熱し、長ねぎ、にんにく、生姜を入れて香りが立つまで炒める。
3. 鶏ひき肉、①のえのきだけ、たけのこを加えさっと炒め、A、①のカリフラワーを加えて蓋をし、カリフラワーに火が通るまで約3分煮る。
4. 水溶き片栗粉を回し入れ、とろみがついたら火を止める。器に盛り、万能ねぎを散らす。

ニラとわかめ、帆立のスープ

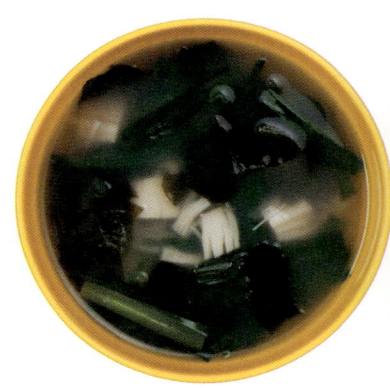

材料（2人分）
- ニラ………………………………1/4束
- わかめ（乾燥）……………小さじ1
- 帆立缶（小）……………………1缶
- 鶏がらスープ………………2カップ
- A ┌ 薄口しょうゆ………小さじ1/2
  │ 黒酢……………………小さじ1
  │ 塩………………………小さじ1/10
  └ こしょう…………………適量

作り方
1. ニラは5cm長さに切る。わかめは水で戻し、水気を切る。
2. 鍋に鶏がらスープを熱し、沸騰したらニラ、わかめ、帆立を汁ごと加える。再び沸騰したらAを加えて味をととのえる。

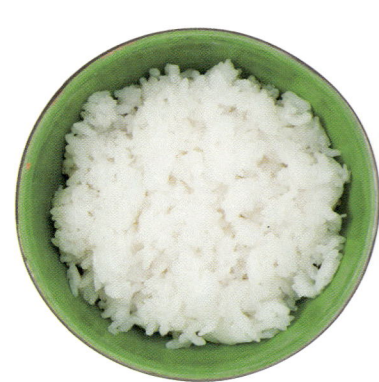

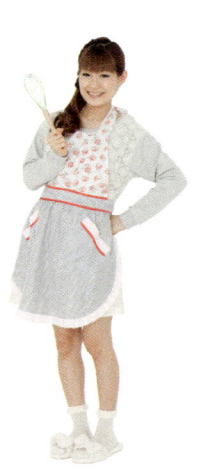

夕食の献立
02

↓ 中華風刺身

材料（2人分）
白身魚（刺身）…………120g
白ごま……………小さじ1/2
香菜………………………適量

作り方
1. 白身魚は食べやすく薄いそぎ切りにする。器に盛り、白ごま、香菜を散らす。

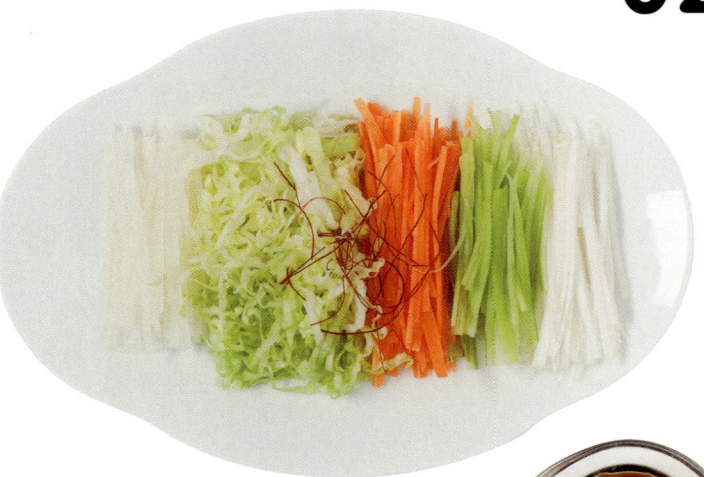

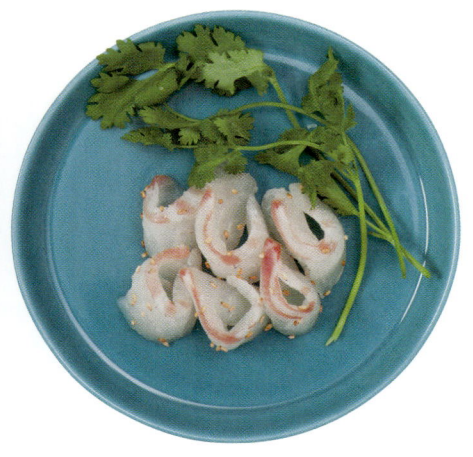

↑ 千切り野菜サラダ

材料（2人分）
長ねぎ……………………1/3本
セロリ……………………1/3本
大根………………………1/8本
にんじん…………………1/3本
レタス……………………1/4個
糸唐辛子…………………適宜
A ┌ しょうゆ…………大さじ2
　├ 酢…………………大さじ2
　├ ごま油……………小さじ1
　└ 砂糖……………小さじ1/2

作り方
1. 長ねぎ、セロリ、大根、にんじん、レタスはすべて千切りにする。
2. ドレッシングの材料Aを合わせて、器に入れておく。
3. 皿に野菜を種類ごとに盛り合わせ、あれば糸唐辛子を散らす。

↙ しらたき入りごはん

材料（作りやすい量、約2人分）
米……………1カップ（または1合）
しらたき……………………80g
（米1合の場合は70g）

作り方
1. 米は洗ってざるにあげておく。
2. しらたきは5mm程度に切り、フライパンでしっかりと乾煎りする。
3. ①と②を炊飯器に入れ、通常の水加減で炊く。

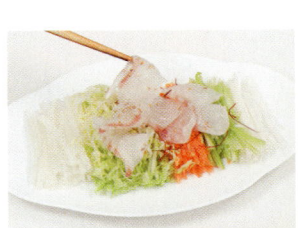
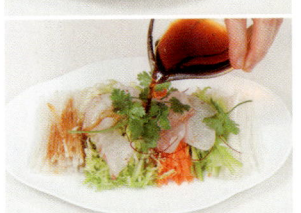
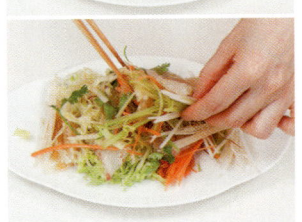

食べるときに、千切り野菜サラダと中華風刺身をドレッシングで和えると、また違ったおいしさに。

夕食の献立
03 野菜たっぷり焼き餃子定食

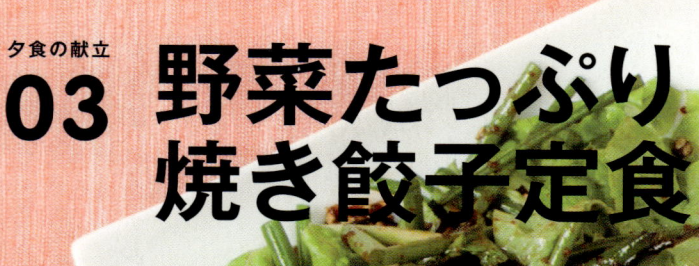

コッチョリ　43 kcal

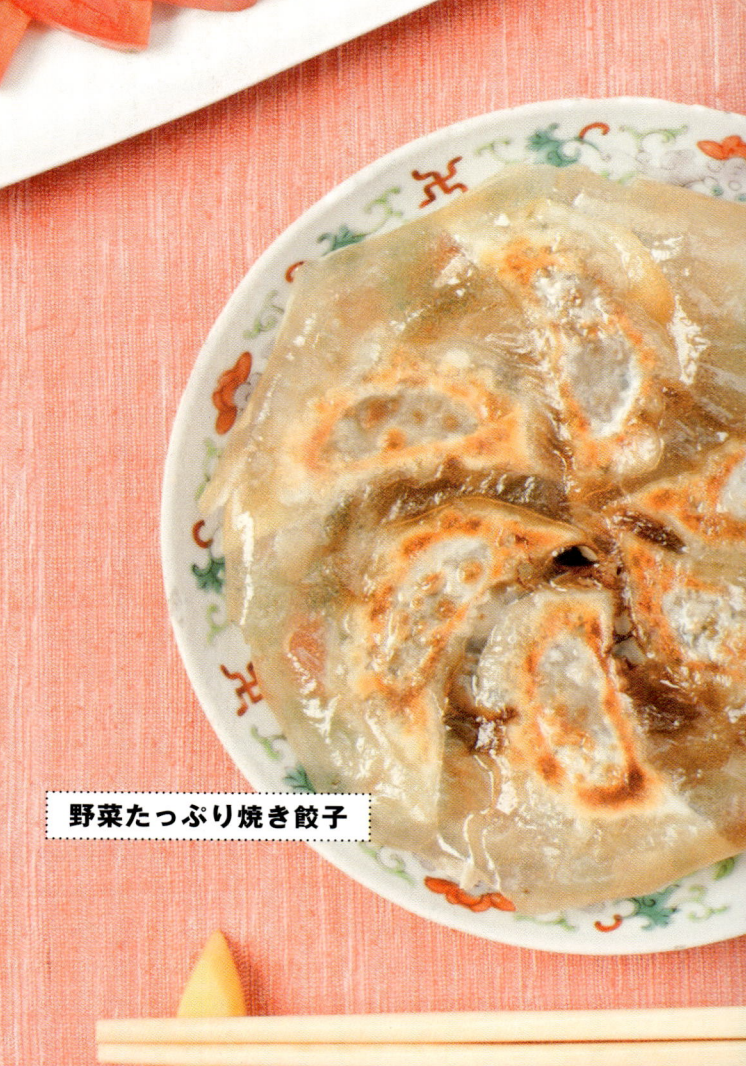

野菜たっぷり焼き餃子

Total／1人あたり
570 kcal

●彼のリクエストに応えて、餃子はよく作ります。中身は白菜、もやし、ニラ……お肉の分量はほんの少しなんですが、隠し味に焼き肉のタレを入れて、お肉っぽい風味を出すのがギャル曽根流。さらに切り干し大根や干ししいたけで、コクをプラスします。
　蒸し焼きにして羽根ができたら、最後にごま油を少量入れて風味付け。パリッとした羽根がおいしい！

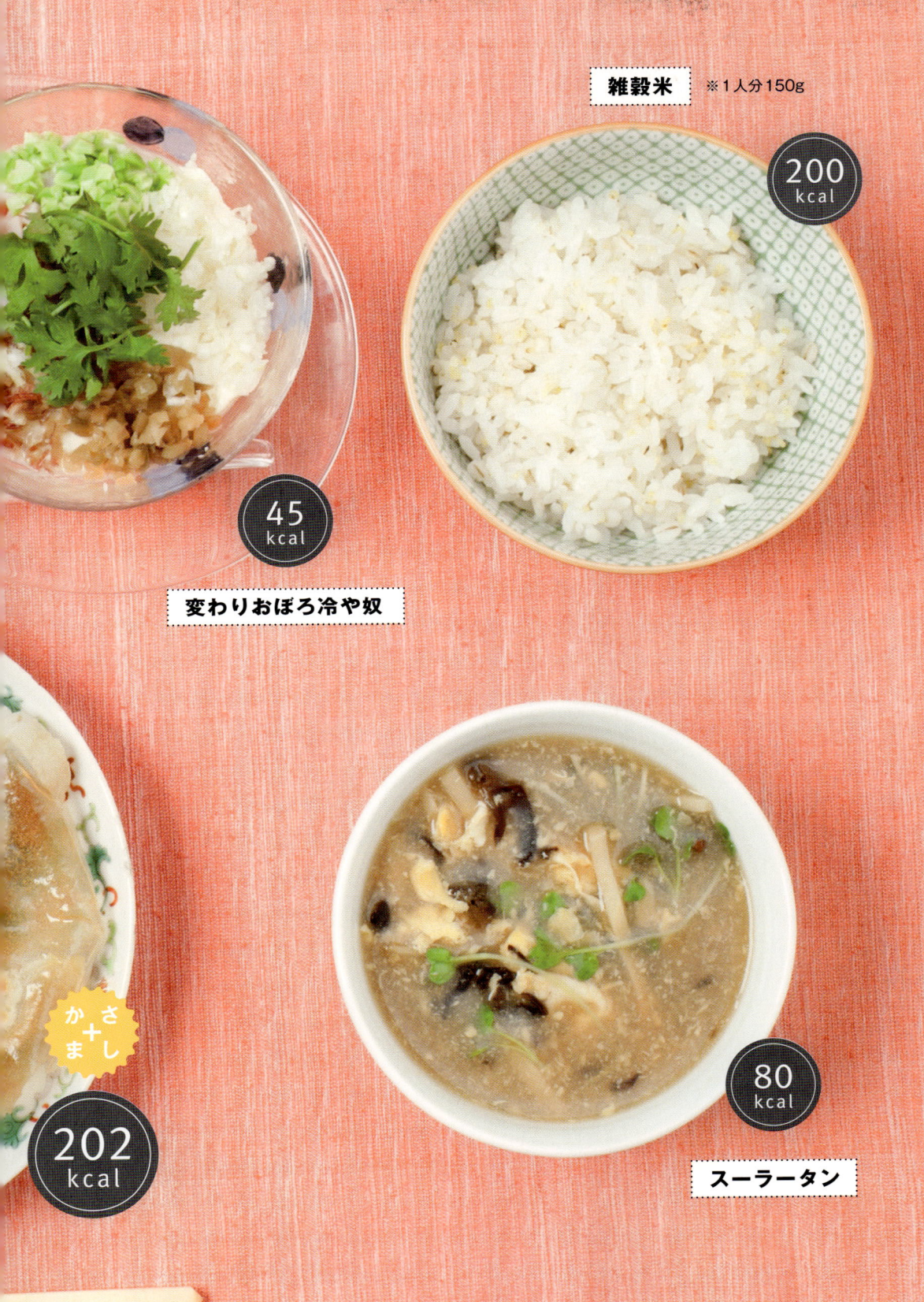

雑穀米 ※1人分150g

200 kcal

45 kcal

変わりおぼろ冷や奴

80 kcal

スーラータン

かさまし+

202 kcal

Chapter 1 - 500kcal 台の定食メニュー

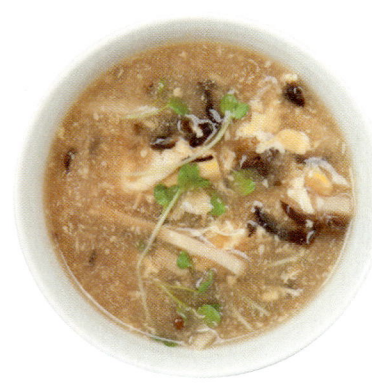

変わりおぼろ冷や奴

材料（2人分）
- ボンレスハム……………1枚
- 香菜……………………2本
- ザーサイ（みじん切り）………10g
- 長ねぎ（みじん切り）………4cm分
- みょうが（みじん切り）…1/2本分
- 茹でた枝豆（みじん切り）…10個分
- おぼろ豆腐………………200g
- 生姜（すりおろし）……小さじ1
- 塩………………………小さじ1/10

作り方
1. ハムは5mm角、香菜は2〜3cmの長さに切る。
2. おぼろ豆腐を器に入れ、ザーサイ、長ねぎ、みょうが、枝豆、生姜、①をのせる。上から塩をふる。

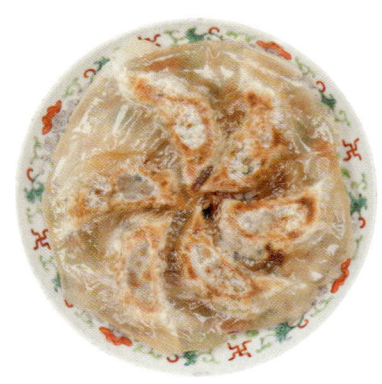

↑ スーラータン

材料（2人分）
- 卵………………………1個
- たけのこ（水煮）………50g
- きくらげ（乾燥）………2g
- かいわれ菜……………2/3パック
- 鶏がらスープ……1と1/2カップ
- しょうゆ………………小さじ2
- 水溶き片栗粉
  　（片栗粉、水………各小さじ2）
- 黒酢……………………小さじ2

作り方
1. 卵はボウルに割り入れ、よくほぐす。たけのこは薄切り、きくらげは水で戻して千切りにする。かいわれ菜は根元を除く。
2. 鍋に鶏がらスープを入れて火にかけ、沸騰したら①のたけのこ、きくらげ、しょうゆを入れる。
3. 弱火にし、鍋の中を混ぜながら、ゆっくりと水溶き片栗粉を回し入れる。
4. ①の溶き卵を回し入れ、ふわっとしたら火を止める。①のかいわれ菜、黒酢を入れて軽く混ぜる。

↓ コッチョリ

材料（2人分）
- サンチュ………………6枚
- 万能ねぎ………………8本
- トマト…………………1個
- （ドレッシング）
- 塩昆布…………………ひとつまみ
- 白ごま…………………小さじ2/3
- 粉唐辛子………………小さじ1/2
- はちみつ………………小さじ1/2
- にんにく（すりおろし）
　…………………………小さじ1/4
- ナンプラー………小さじ1/2弱
- しょうゆ…………小さじ1/2弱

作り方
1. サンチュは一口大にちぎる。万能ねぎは4〜5cm長さに切る。
2. トマトは縦半分に切って薄切りにする。
3. ボウルに①と材料を合わせたドレッシングを入れ、全体に味がからまるように手で和える。
4. 器に②を並べ、③を盛る。

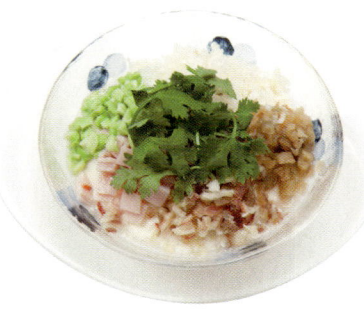

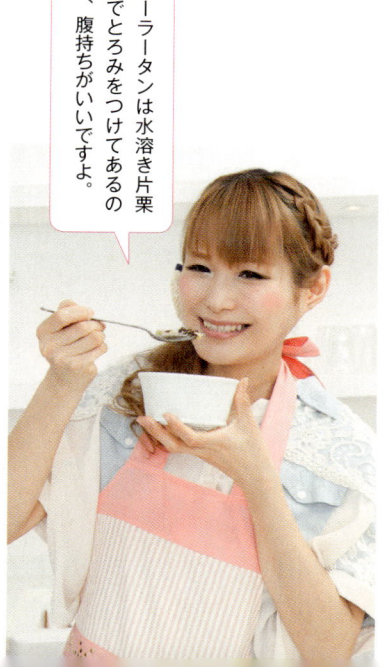

スーラータンは水溶き片栗粉でとろみをつけてあるので、腹持ちがいいですよ。

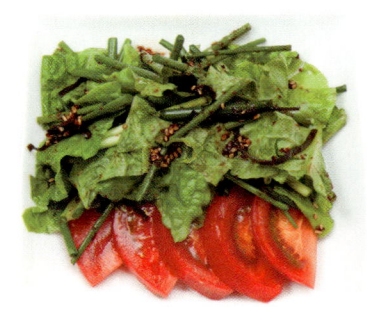

野菜たっぷり焼き餃子

夕食の献立 **03**

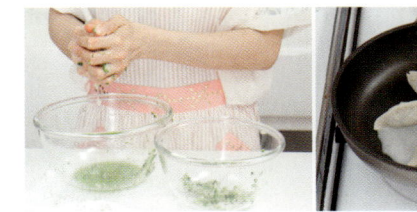
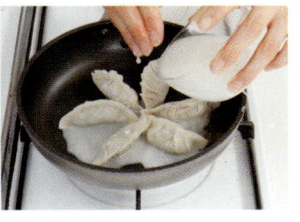

材料（2人分）

```
白菜（みじん切り）……… 1/2枚分
ニラ（みじん切り）……… 8本分
もやし（みじん切り）…… 1/6袋分
塩……………………… 小さじ1/2
干ししいたけ………………… 1枚
切り干し大根（乾燥）……… 5g
豚ひき肉…………………… 30g
長ねぎ（みじん切り）…… 5cm分
生姜（すりおろし）……… 大さじ1
A ┌ 焼き肉のタレ……… 大さじ1/2
  │ 塩………………… 小さじ1/10
  └ 片栗粉…………… 小さじ1
餃子の皮…………………… 12枚
小麦粉……………………… 大さじ1
水………………………… 1カップ
ごま油……………………… 小さじ2
```

作り方

1. ボウルに白菜、ニラ、もやしを入れ、塩をふって揉む。しんなりして水分が出てきたら、手でギュッと水分を絞る。

2. 干ししいたけ、切り干し大根を水で戻してみじん切りにし、①のボウルに加える。

3. 別のボウルに常温に戻したひき肉を入れ、手でよく練る。粘りが出てきたら長ねぎ、生姜、Aを順に加え、その都度練りこんで肉になじませる。

4. なめらかになったら②を加えて混ぜ合わせ、ラップをして冷蔵庫で20分寝かせる。

5. 餃子の皮に④をのせ、皮の周囲に水（分量外）を薄く塗り、ひだを作りながら口を閉じる。

6. 小さいボウルに小麦粉を入れ、水を少しずつ加えながら混ぜ溶かす。

7. フッ素加工のフライパンを中火にかけ、温まったらいったん火から下ろす。⑤を6個並べ、再び火にかける。半量の⑥を加えて蓋をし、蒸し焼きにする。

8. 水がなくなって羽根ができてきたら、木べらなどを使って餃子を浮かし、その下に半量のごま油を流し入れる（もう半量は、残りの6個の餃子を焼くのに使う）。羽根がパリッとしたらできあがり。

GUEST TALK

> " 材料のほとんどが野菜なのに、しっかり肉の味がする餃子 "

★痩せたい芸人、ハライチ（岩井勇気、澤部佑）と一緒にクッキング！

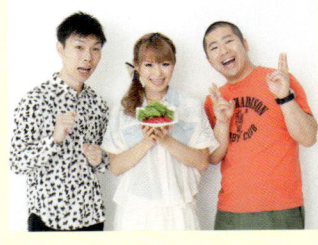

澤部（写真右）「今日は餃子定食を作るんでしょ？ 楽しみにしてたんだけど、材料が野菜ばっかり……」

曽根「そう。1人前6個の中に、お肉はたったの15グラム。野菜と乾物がメインの餃子なの」

岩井（写真左）「へえ〜。お前、痩せたいんだから今日はちゃんと教えてもらえよ」

澤部「野菜ばっかりじゃ味がしないんじゃない？ 心配だな〜」

曽根「大丈夫！ 乾物類から旨味が出るし、焼き肉のタレを隠し味に使ってコクをアップさせるから。さ、塩をふった野菜をぎゅっと絞って……」

岩井「すごい水分が出る〜！」

曽根「お肉と合わせたときに水っぽくなると、おいしくないからね」

澤部「餃子に羽根はつけてくれるんだよね？」

曽根「もちろん！ 焼くときはフッ素加工のフライパンでノンオイルの蒸し焼きだけど、最後に少量のごま油を使って香りづけして、ハイ、できた」

岩井「羽根がパリパリでうまい！」

澤部「うわー、中もちゃんとお肉の味がする。野菜っぽくないね〜、コレ」

曽根「でしょ？ 次はコッチョリ、韓国のサラダ風和えものです。これも油は使わず、塩昆布やにんにくで味付けしてみたの。食べてみて」

岩井「ドレッシングってオイルなしでもおいしくできるんだね！」

曽根「あとは、おぼろ豆腐の冷や奴とスーラータンっていうすっぱい中華のスープ。雑穀ごはんを食べても570kcalにおさまるよ」

澤部・岩井「うーん、満足!!」

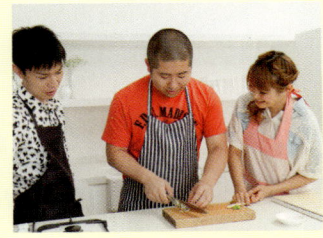

夕食の献立
04 タイスキ定食

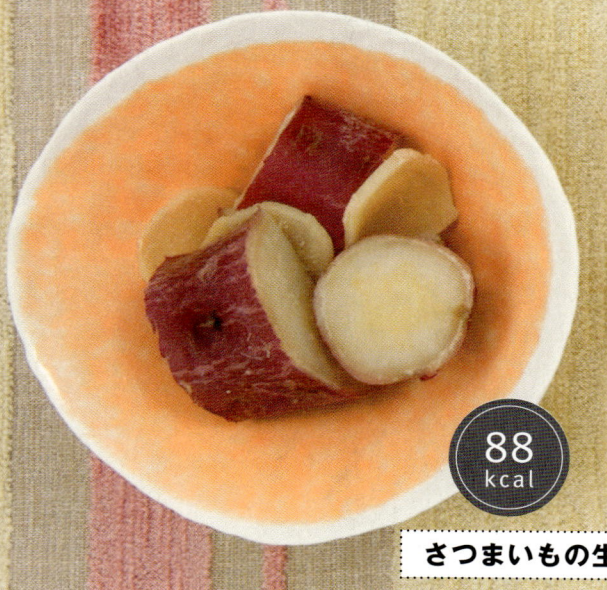

64 kcal

38 kcal
セロリとさきいかのエスニックサラダ

88 kcal
さつまいもの生姜煮

Total（1人あたり）
542 kcal

●今夜はエスニックが食べたいな、というときによく作るのがタイスキ。鍋ものは大好きで、冬だけでなく、しょっちゅう食卓に登場しています。満腹感を得られるのにカロリーが低いし、調理が簡単。ダイエットしたいけど忙しいから、つい外食しちゃう……という人にもおすすめ！ しらたき入りごはんは、タイ米を使ったエスニックバージョンです。

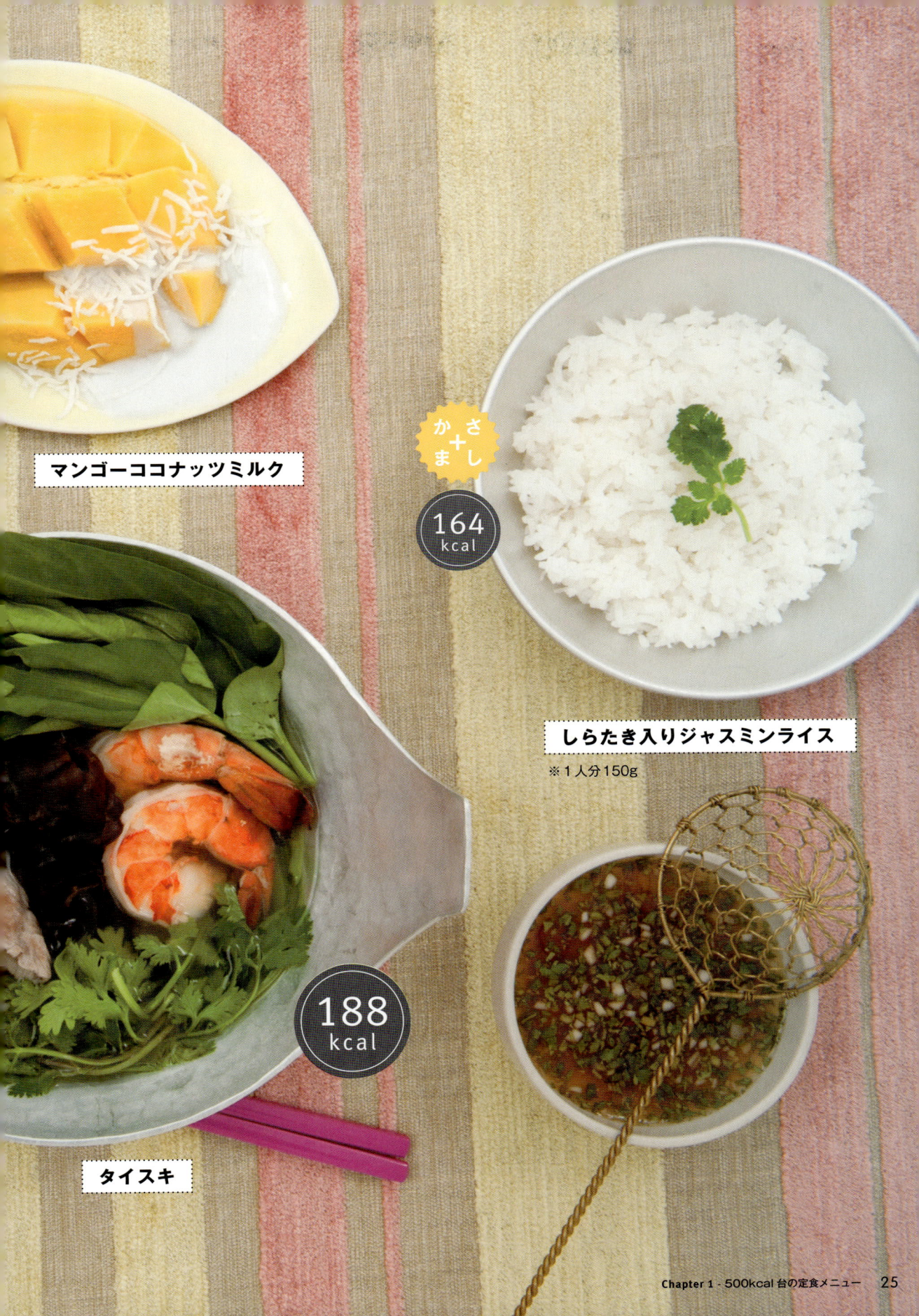

マンゴーココナッツミルク

かさ+まし
164 kcal

しらたき入りジャスミンライス
※1人分150g

188 kcal

タイスキ

タイスキ

材料（2人分）

- 豚もも薄切り肉………4枚（120g）
- 海老（ブラックタイガー）……6尾
- 大根………………………1/6本
- 空芯菜………………1束（100g）
- 香菜………………………1/2束
- きくらげ…………………4g
- 春雨………………………40g
- A ┌ 鶏がらスープ………2カップ
  ├ ナンプラー…………小さじ1
  └ こしょう……………適量
- 香菜の根…………………1束分

[タレ]
- ナンプラー…………大さじ2
- レモン汁……………大さじ2
- 砂糖…………………小さじ2
- にんにく（みじん切り）
  　　　　　　　　…1/2かけ分
- 香菜（みじん切り）…小さじ2
- 赤唐辛子（小口切り）…2、3切れ

作り方

1. 豚もも肉は5cm長さに切る。海老は殻を除き背ワタを取る。大根はピーラーでリボン状にむく。空芯菜と香菜はざく切りにする。きくらげ、春雨は戻して食べやすく切る。

2. 鍋にAを入れて火にかけ、沸騰したら香菜の根を入れる。再び沸騰したら、タイスキ用のすくい網（なければ箸）で具を少しずつ鍋に入れて火を通しながら、材料を合わせたタレにつけて食べる。

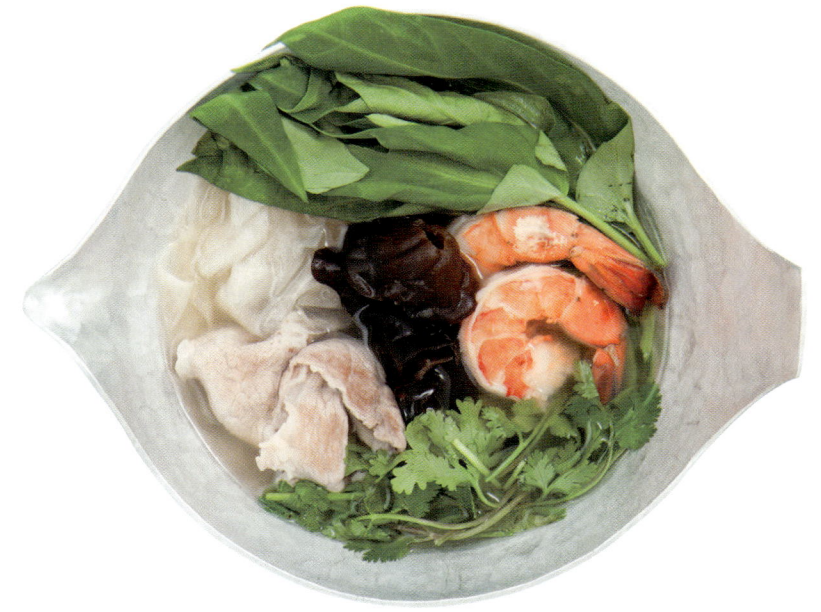

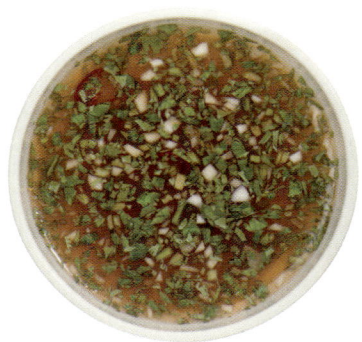

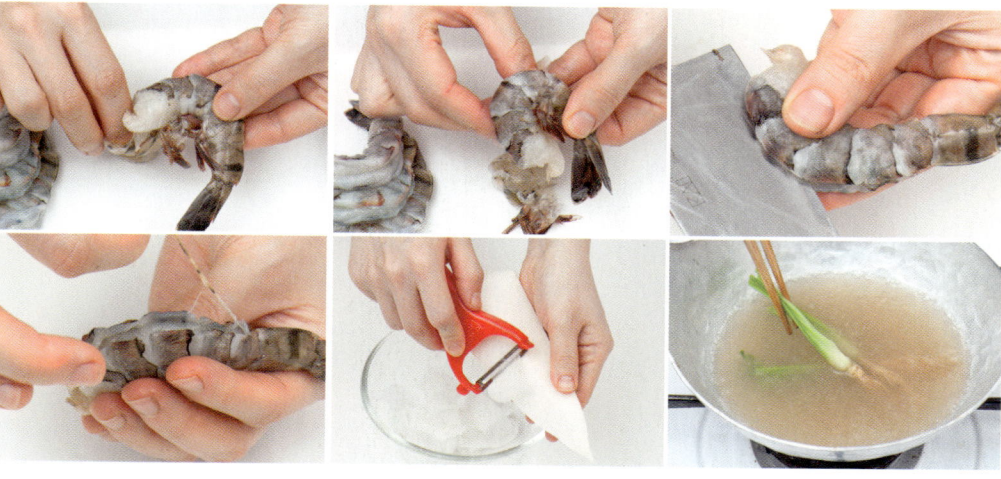

海老は殻をむいてから背の部分に包丁を入れ、背ワタを取り除く。大根はピーラーを使うと簡単。

夕食の献立
04

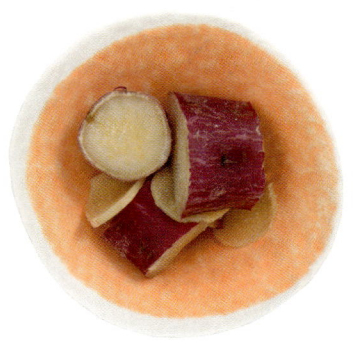
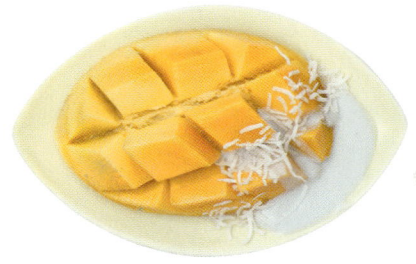
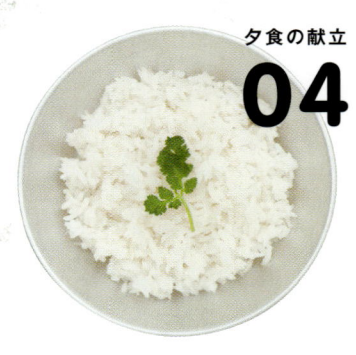

↑ さつまいもの生姜煮

材料（2人分）
- さつまいも……………1/4本
- 生姜…………………1かけ
- 鶏がらスープ…………1カップ
- 塩……………………小さじ1/6

作り方
1. さつまいもは皮ごと一口大にする。生姜は薄切りにする。
2. 鍋に①、鶏がらスープ、塩を入れて火にかけ、さつまいもがやわらかくなるまで弱火で煮る。

↑ マンゴーココナッツミルク

材料（2人分）
- フィリピンマンゴー…………1個
- ココナッツミルク………大さじ2
- はちみつ………………小さじ2
- ココナッツロング………………適宜

作り方
1. マンゴーは種をよけて縦に3枚に切る。身の部分に格子状に切れ目を入れて器に盛る。
2. ココナッツミルクとはちみつを合わせたものを上からかける。あればココナッツロングを散らす。

↑ しらたき入りジャスミンライス

材料（作りやすい量：約2人分）
- タイ米……1カップ（または1合）
- しらたき………………………80g
  （米が1合の場合は70g）
- 香菜……………………………適宜

作り方
1. タイ米は洗ってざるにあげておく。
2. しらたきは5mm程度に切り、フライパンでしっかりと乾煎りする。
3. ①と②を炊飯器に入れ、白米と同じ水加減で炊く。器に盛り、あれば香菜をのせる。

→ セロリとさきいかのエスニックサラダ

材料（2人分）
- セロリ（茎）………………1/2本
- セロリ（葉）………………1/2本分
- さきいか……………………15g
- A ┌ ナンプラー……………小さじ1
  │ 酢……………………小さじ1
  │ オリーブオイル……小さじ1/2
  └ こしょう………………適量

作り方
1. セロリの茎は筋を取って斜め千切りに、葉は千切りにする。
2. ボウルに①、さきいか、Aを加えて混ぜ、味がなじんだら器に盛る。

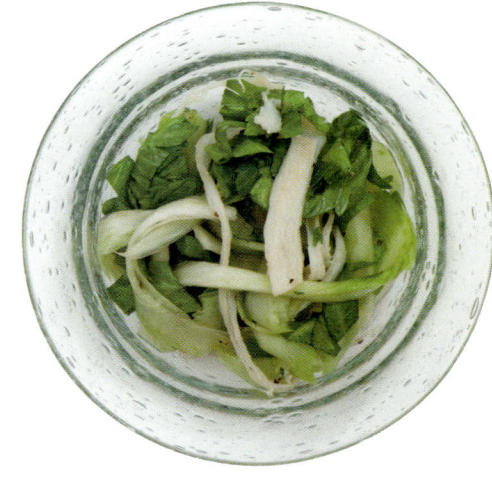
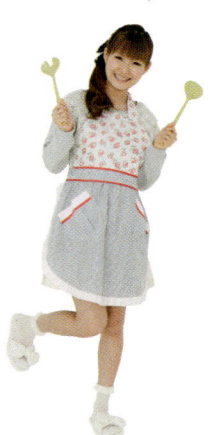

> しらたき入りジャスミンライスを炊くときの水は、好みで加減してくださいね！

Chapter 1 - 500kcal台の定食メニュー

夕食の献立
05 ごろごろ野菜と鮭のグラタン

39 kcal

パプリカのマリネ

56 kcal

グレープフルーツときゅうりのサラダ

Total／1人あたり
592 kcal

●高カロリー料理の代表格みたいなグラタンも、我が家の食卓にはたびたび登場します。

マカロニは使わないですが、紅鮭やきのこ、野菜と具だくさん。低脂肪乳にコーンスターチでとろみをつけたホワイトソースは、我ながら大満足の味です！

合わせるのは、サラダにマリネにカレー味のスープ。野菜がたっぷり食べられる洋食献立の完成です。

キャベツとセロリのレモンカレースープ

32 kcal

79 kcal

ライ麦パン
※スライス 2枚

386 kcal

ごろごろ野菜と鮭のグラタン

ごろごろ野菜と鮭のグラタン

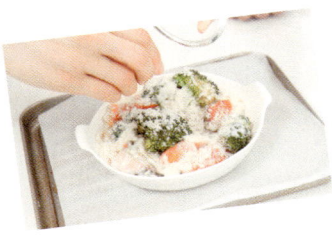
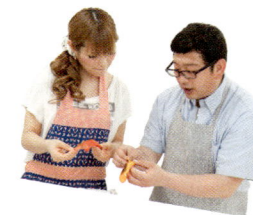

材料（2人分）

紅鮭（生）	2切れ
玉ねぎ	1個
にんじん	1本
エリンギ	2本
ブロッコリー（茎を除く）	1個分
[ホワイトソース]	
低脂肪乳	2カップ
コンソメ	1個
塩	小さじ1/5
こしょう	適量
コーンスターチ	大さじ1と1/2
水	大さじ2
A［パルメザンチーズ	小さじ4
［パン粉	大さじ1

作り方

1. 紅鮭は骨を除き、斜め一口大に切る。玉ねぎは5mm幅の薄切り、にんじんは小さめの乱切り、エリンギは1.5cmの輪切りにする。ブロッコリーは小房に分ける。

2. オーブンまたはオーブントースターの天板にオーブンシートを敷き、①をのせる。にんじんに火が通るまで加熱する（目安は200℃に温めたオーブンで約20分、オーブントースターなら20分）。

3. ホワイトソースを作る。フッ素加工のフライパンに低脂肪乳、コンソメ、塩、こしょうを入れて火にかける。沸騰したら弱火にし、水で溶いたコーンスターチを加えてよく混ぜ、とろみがつくまで加熱する。

4. ③のフライパンに②を入れ、全体を軽く混ぜたら火を止め、耐熱容器に移す。混ぜ合わせたAを上から散らし、オーブンまたはオーブントースターで焦げ目がつくまで焼く（目安は200℃に温めたオーブンで約15分、オーブントースターなら10分）。

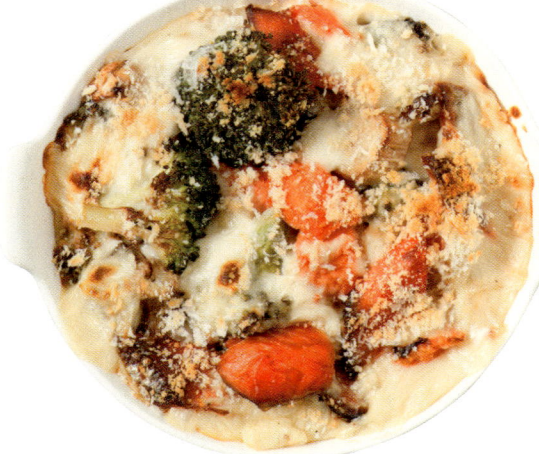

パプリカのマリネ

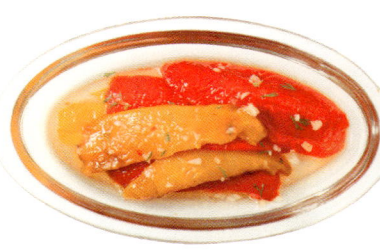

> 調味料の味をしみ込ませるため、パプリカは焼いてから手で皮をむいて裂きます。

材料（2人分）

パプリカ（赤）	1/2個
パプリカ（黄）	1/2個
[マリネ液]	
にんにく（みじん切り）	1/2かけ
オリーブオイル	小さじ1
塩	小さじ1/8
こしょう	適量
ハーブ（飾り用）	適宜

作り方

1. パプリカは縦に2～3等分する。

2. オーブントースターまたは220℃に温めたオーブンの天板にアルミホイルを敷いて①をのせ、表面に焦げ目がつくまで焼く。天板ごと取り出し、敷いていたアルミホイルでパプリカを包み、冷めるまで置いておく。

3. ②のパプリカの皮をむき、食べやすい大きさに裂く。材料を合わせたマリネ液に入れて、冷蔵庫で冷やす。器に盛り、好みでハーブを散らす。

GUEST TALK

夕食の献立 05

" 生クリームもバターも使わずできる、濃厚味のグラタン "

★痩せたい芸人・チャンカワイと一緒にクッキング！

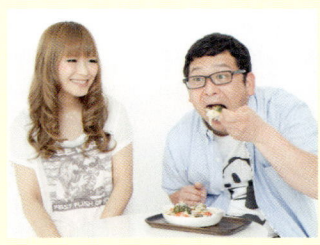

カワイ「僕、炭水化物が大好きなんですよ。今日はマカロニグラタンでしょ？　朝から嬉しくて……」
曽根「フフフ、残念。炭水化物は入っていませ〜ん」
カワイ「えええ?!」
曽根「でも野菜やきのこを1人分350グラムくらい使ってるから、食べごたえがありますよ。じゃあ、材料を切りますね」

カワイ「鮭も野菜も、ずいぶん大きく切るんやね」
曽根「そう、それがポイント。見た目にボリュームが出るし、よく噛むから満足感も得られるし」
カワイ「なるほどな〜。あ、ホワイトソース。これおいしいけど、生クリームとかバターとか使うから、高カロリーちゃうの？」
曽根「今回は低脂肪乳を使って、とろみ付けはコーンスターチでやります。コーンスターチは、加熱を続けてもとろみがなくならないんですよ」
カワイ「へぇ〜。でもあっさりすぎるのもなぁ……」
曽根「大丈夫。先に鮭や野菜などの具材をオーブンで焼いて、水分を飛ばすの。混ぜたときにソースが薄ま

ることもないから、味もしっかり！」
カワイ「ホンマや！　ソースがとろっとしていて濃厚！」
曽根「じゃあ、グレープフルーツときゅうりのサラダもどうぞ」
カワイ「おいしい〜酸味と甘みのバランスが絶妙」
曽根「よかった〜こういう味が入ると献立に変化がつくから、量じゃない部分でも満足できますよね」

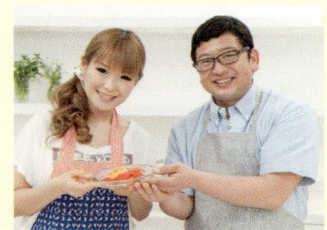

→ グレープフルーツときゅうりのサラダ

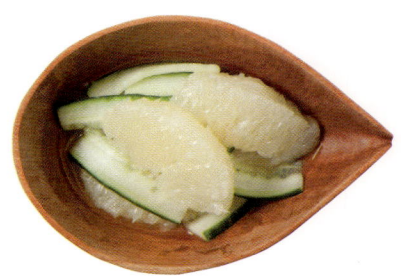

材料（2人分）
- グレープフルーツ……………1個
- きゅうり……………………1本
- 塩……………………小さじ1/3
- はちみつ……………………小さじ1
- レモン汁……………………小さじ1

作り方
1. グレープフルーツは皮と薄皮をむき、果肉を取り出す。
2. きゅうりは5cm長さに切ったものをさらに縦半分にして薄切りにする。
3. ボウルに②、塩を入れて軽く揉む。しんなりしたらはちみつ、レモン汁を加えてよく混ぜる。
4. ①を入れて軽く混ぜ、冷蔵庫で冷やす。

↗ キャベツとセロリのレモンカレースープ

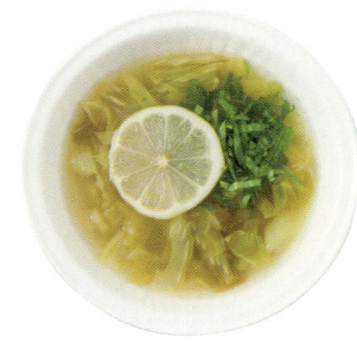

材料（2人分）
- キャベツ……………………1枚
- セロリの葉…………………4枚
- セロリの茎 ………………… 5cm
- 鶏がらスープ………………2カップ
- カレー粉……………………小さじ1/2
- レモン汁……………………小さじ4
- レモン（スライス）…………2枚

作り方
1. キャベツとセロリの葉は5mm幅の千切りにする。セロリの茎は筋を取り、斜め千切りにする。
2. 鍋に鶏がらスープを入れて火にかけ、沸騰したら①のキャベツ、セロリの茎、セロリの葉の半量を入れ、しんなりするまで煮る。
3. 弱火にし、カレー粉を入れてひと煮する。火を止め、レモン汁を加える。器に盛り、レモンのスライス、残りのセロリの葉を浮かす。

夕食の献立

06 豆腐の和風ドライカレー

Total／1人あたり
563 kcal

●お豆腐は、わたしの大好きな食材。冷蔵庫には必ず入っています。
　通常ならひき肉を使うドライカレーですが、このレシピに入れるのは木綿豆腐だけ。「かさまし」メニューというより、「全部まし」メニューですね（笑）。
　木綿豆腐は、よーく水切りをしてから炒めるとぼろぼろになって、ひき肉そっくりの食感に。ウスターソースやしょうゆも入れて、奥行きのある味にしました。

まるごと焼きトマト
40 kcal

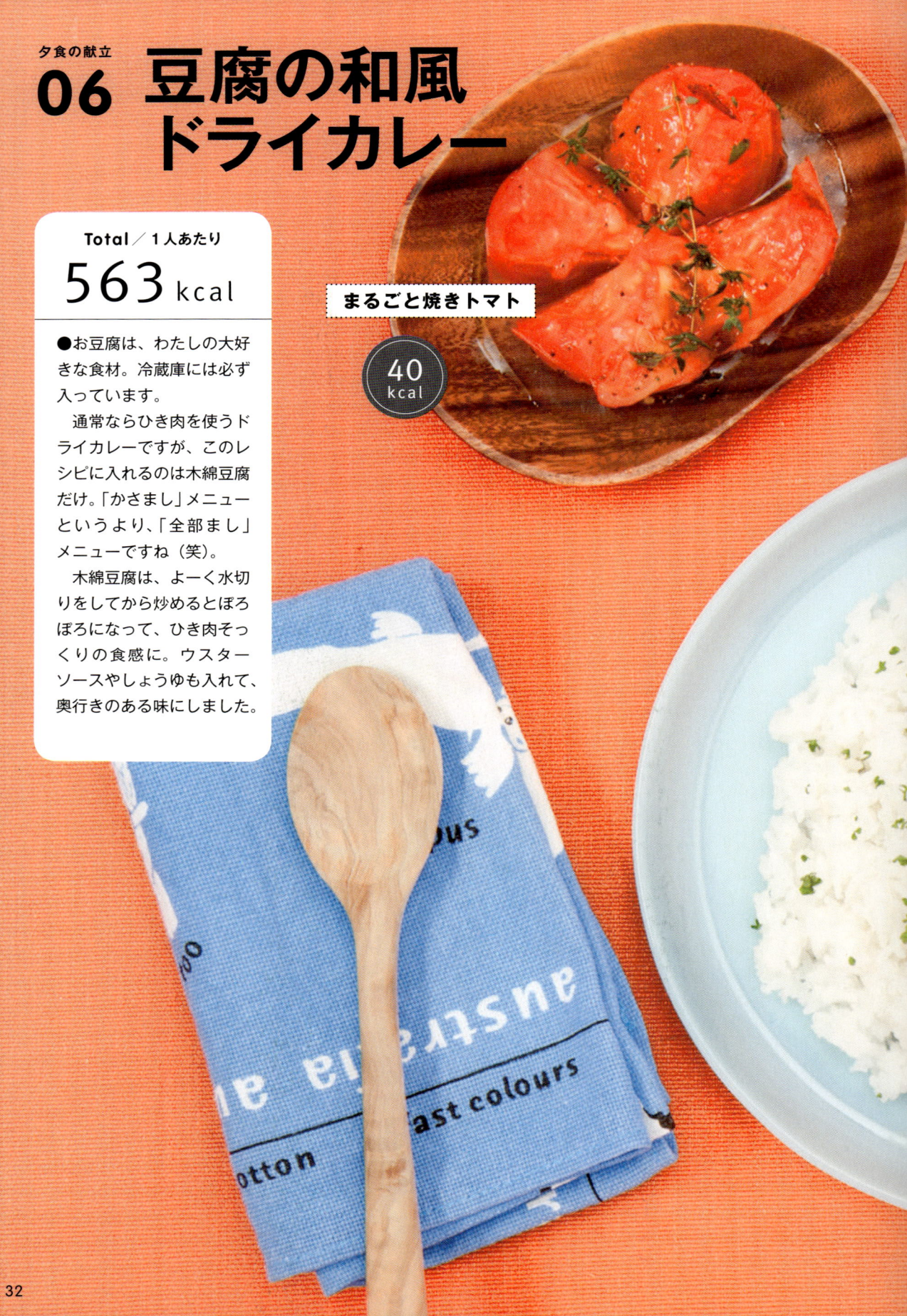

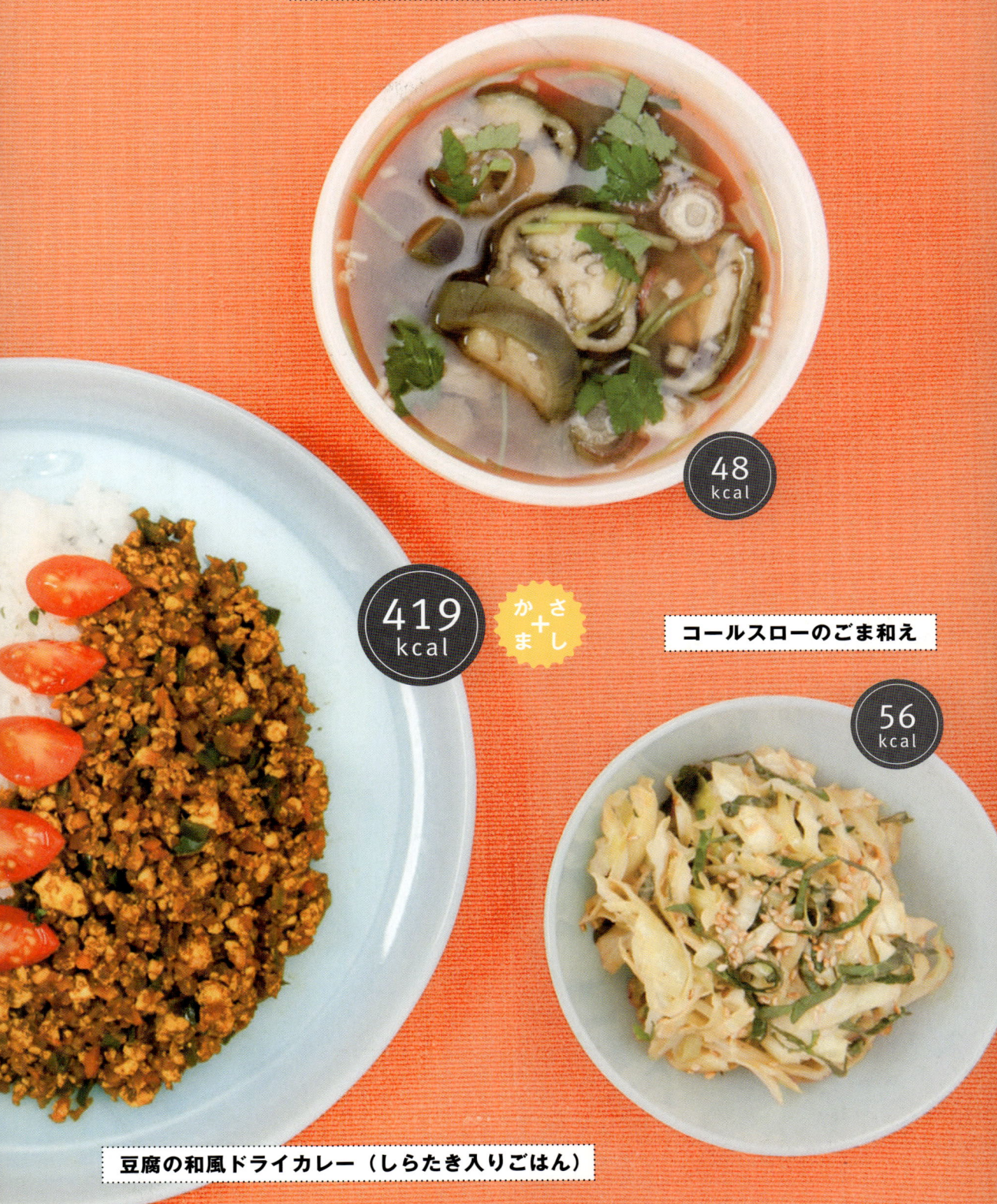

豆腐の和風ドライカレー

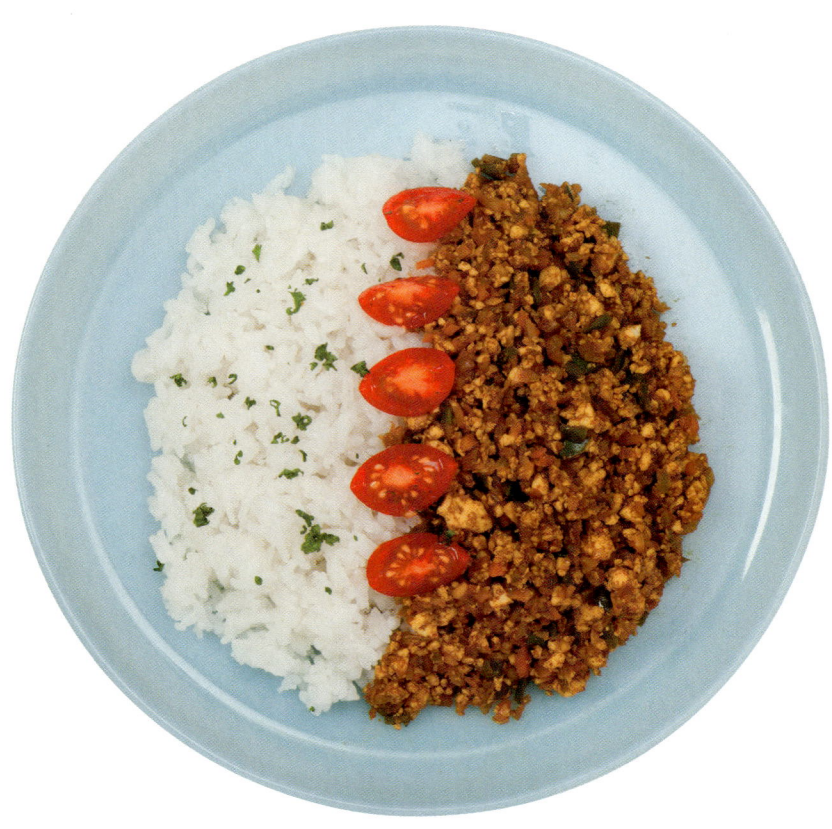

材料（2人分）

- 木綿豆腐……………1丁（300g）
- オリーブオイル……………小さじ1
- にんにく（みじん切り）…1かけ分
- 生姜（みじん切り）……1/2かけ分
- 玉ねぎ（みじん切り）……1/2個分
- セロリ（みじん切り）………1/3本
- にんじん（みじん切り）……1/4本
- ピーマン………………………1個
- カレー粉……………………小さじ2
- トマトピュレ………………大さじ1
- ウスターソース……………大さじ2
- こしょう……………………適量
- しょうゆ……………………大さじ1
- パセリ（みじん切り）………適量
- ミニトマト……………………4個
- しらたき入りごはん…………150g
  （※作り方はp19にあります）

作り方

1. 沸騰した湯に大きくくずした豆腐を入れ、沸騰させながら約3分茹でる。ざるにあげ、水気を切っておく。
2. フッ素加工のフライパンにオリーブオイルを熱し、にんにく、生姜を加えて炒める。香りが立ったら、玉ねぎ、セロリ、にんじんも加えてさらに炒める。
3. 玉ねぎに火が通ったら①をくずしながら加える。豆腐がぼろぼろになったら5mm角に切ったピーマンを入れて炒め、カレー粉を加えて全体をよく混ぜ合わせる。
4. トマトピュレ、ウスターソース、こしょう、しょうゆをさらに加えて全体を混ぜ、水気を飛ばす。
5. 器にしらたき入りごはんを盛り、④をかける。パセリをふり、ミニトマトを添える。

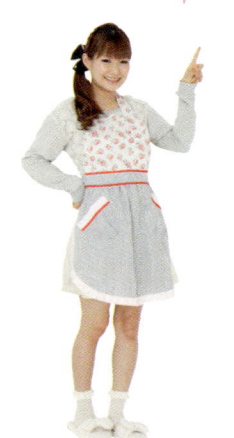

玉ねぎ、セロリ、にんじんにピーマン。細かく切った野菜をいっぱい入れるよ。

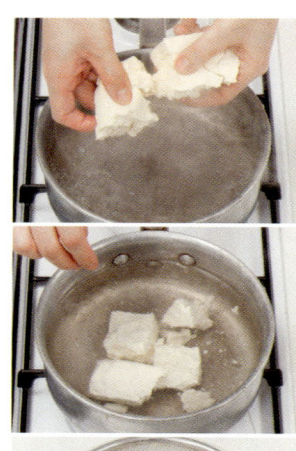

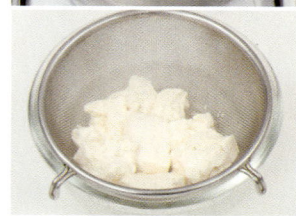

沸騰した湯に豆腐をくずしながら入れて、3分ほど茹でてざるにあげると水切りができる。

夕食の献立
06

 ### まるごと焼きトマト

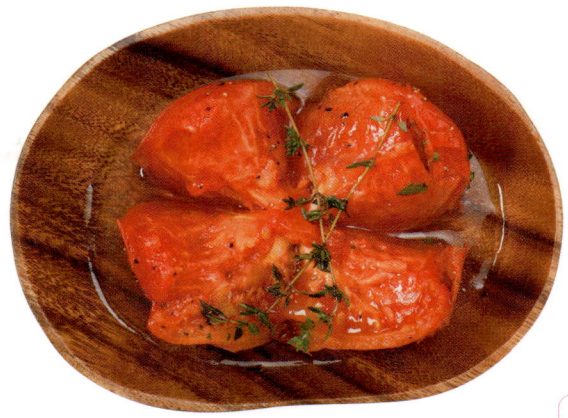

材料（2人分）
- トマト……………………2個
- A ┌ オリーブオイル………小さじ1
  │ 塩……………………小さじ1/8
  │ こしょう………………適量
  │ ワインビネガー………小さじ2
  └ はちみつ……………小さじ1/2
- ハーブ……………………適宜

作り方
1. フッ素加工のフライパンを強火にかける。トマトを丸ごとのせ、蓋をして3、4分ずつ両面を蒸し焼きにする。
2. 四つ割りにして器に盛り、合わせたAをかけて、好みで飾りにハーブをのせる。

 ### なすとみょうがの味噌スープ

材料（2人分）
- なす……………………………1本
- みょうが………………………1本
- 三つ葉…………………………4本
- 鶏がらスープ………………2カップ
- 味噌……………………小さじ5

作り方
1. なすは1cm厚さに切る。みょうがは小口切り、三つ葉は2〜3cm長さに切る。
2. 鍋に鶏がらスープを入れて火にかけ、沸騰したら①のなすを入れる。火が通ったら味噌を溶き入れ、みょうが、三つ葉を加える。

> なすとみょうがのお味噌汁もよく作りますが、だしを鶏がらスープにすると、また違ったおいしさに。

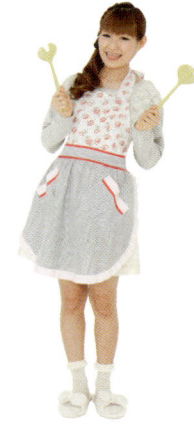

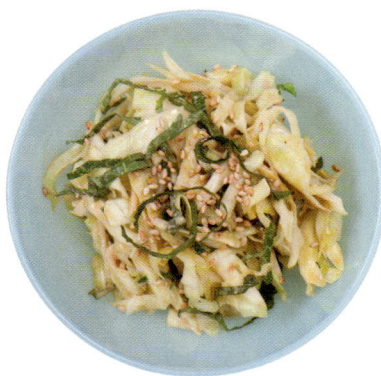

コールスローのごま和え

材料（2人分）
- キャベツ…………………………2枚
- 青じそ……………………………2枚
- 生姜………………………1/3かけ
- A ┌ しょうゆ………………小さじ1
  │ 練りごま………………小さじ2
  └ 白ごま…………………………適量

作り方
1. キャベツは5mm幅に、青じそと生姜は千切りにする。
2. ボウルに①、合わせたAを入れ、全体をよく混ぜ合わせる。

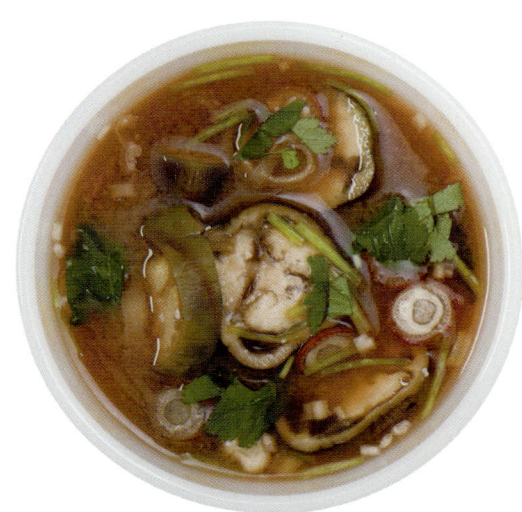

Chapter 1 - 500kcal台の定食メニュー　35

夕食の献立

07 ふわふわ和風かに玉定食

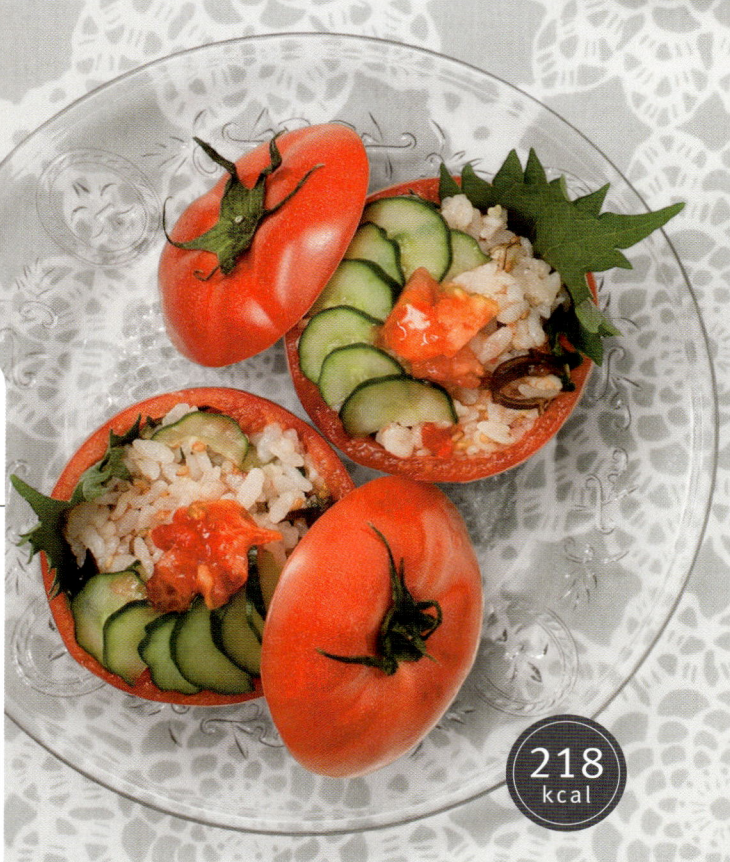

大根と玉こんにゃくの田楽
82 kcal

Total／1人あたり
552 kcal

●見てください、このかに玉！ 一人分でこのボリューム、なのに卵をひとつしか使ってないんです。その秘密は、白身と黄身に分けて別々に泡立てること。メレンゲのふわふわ感が味わえるかに玉です。

トマトに雑穀ごはんを詰めたトマトカップ寿司は、見た目もかわいくヘルシーな一品。野菜やきくらげを入れて、サラダ感覚で作ってみました。

トマトカップ寿司
218 kcal

40 kcal

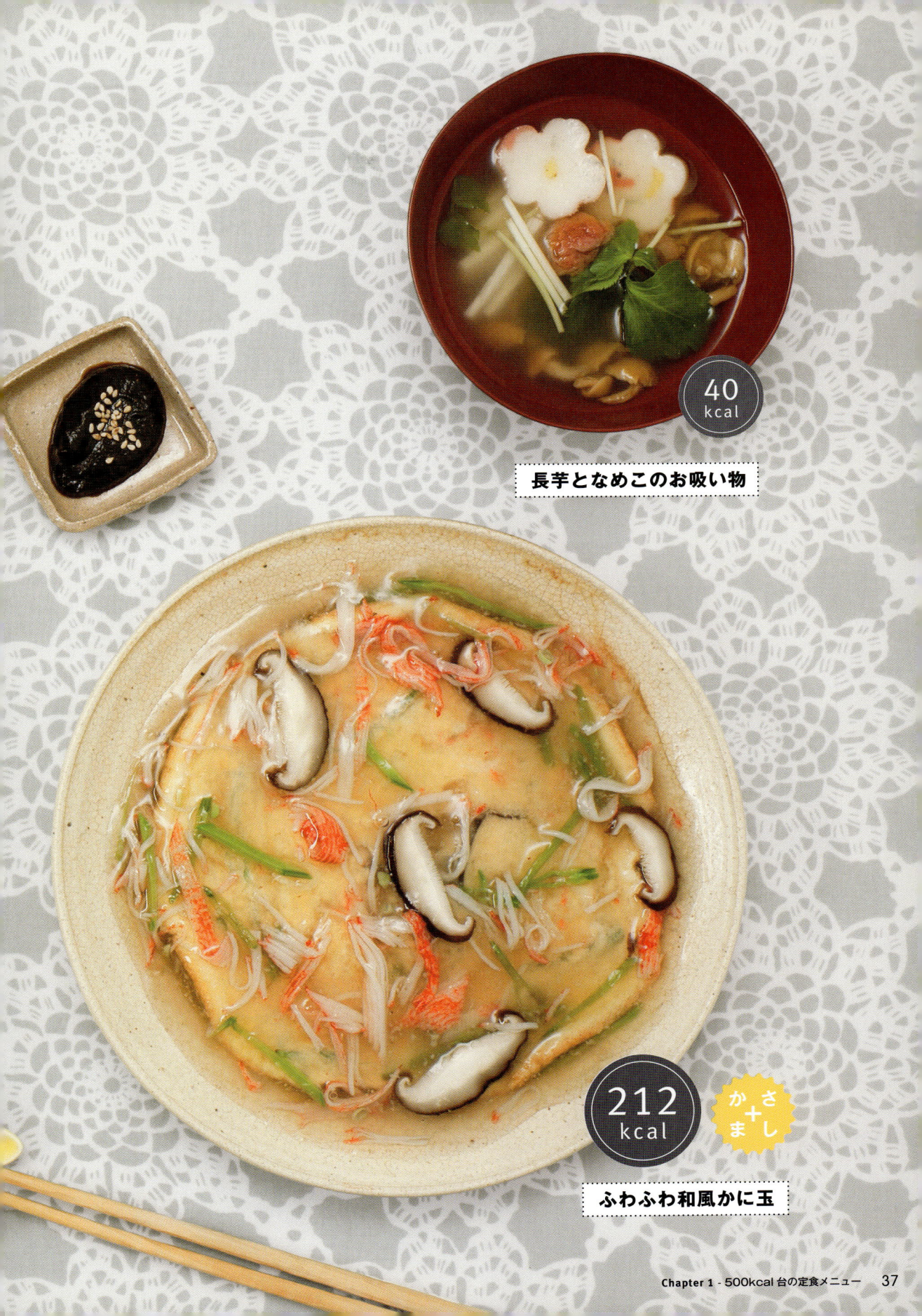

長芋となめこのお吸い物

212 kcal かさ+まし

ふわふわ和風かに玉

Chapter 1 - 500kcal 台の定食メニュー

> **卵黄と卵白、別々に泡立ててかさましした、絶品ふわふわかに玉**

★痩せたい芸人・バービーと一緒にクッキング!

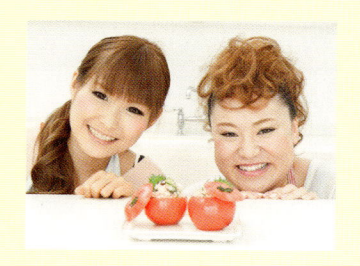

バービー「かに玉、いいね!」
曽根「これね、一人分で卵ひとつしか使ってないのに、ボリュームたっぷりなんだよ」
バービー「マジで?! 普通2個くらい使いたくなっちゃうもんだけど」
曽根「うん、その秘密は、泡立てにあるんだ。しかも卵黄と卵白、別々に泡立てるの」
バービー「へえ〜、メレンゲみたいにふわふわだね」
曽根「これをフライパンで蒸し焼きにすると……」
バービー「超ふくらんでる〜! 和風のあんもよく合うね」
曽根「ところでバービーは、普段どんな食事をしているの?」
バービー「外食7割、自炊3割かな。外ではお肉ガッツリ、そのかわり家ではボウルいっぱいのサラダを作って全部たいらげたり」
曽根「最初にサラダから食べるのはいいね。わたしもダンナさんに、いつもそうして、と言ってるよ」
バービー「これは、お寿司なの?」
曽根「うん。生の野菜を混ぜて、サラダ感覚にしてみたんだ」
バービー「トマトの酸味とお酢で、さっぱりしてるけどコクもある」
曽根「甘みは、はちみつを使ってるの。砂糖と比べてカロリーを60%カットできるから、ダイエットには最適」
バービー「このお吸い物は、具材を煮込まなくていいのね?」
曽根「そう。生でも食べられるものばかりだから、具材をお椀に入れておいてだしを注げばできあがり」
バービー「わたしも家で作ろう!」

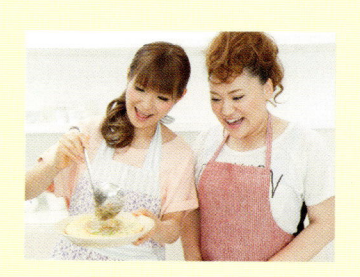

→ ふわふわ和風かに玉

材料(2人分)

春雨	15g
かにかま	4本
絹さや	8枚
しいたけ	1枚
卵	2個
塩	小さじ1/5
片栗粉	小さじ2
ごま油	小さじ2
[あん]	
だし汁	1/2カップ
薄口しょうゆ	小さじ1/2
塩	小さじ1/8
かにかま	2本
絹さや	4枚
しいたけ	2枚
生姜(すりおろし)	小さじ2
水溶き片栗粉(片栗粉、水)	各大さじ2

作り方

1. 春雨は茹でて、食べやすい長さに切る。かに玉用、あん用の材料はそれぞれ、かにかまはほぐし、絹さやは斜め千切り、しいたけは薄切りにする。

2. 卵は卵黄と卵白に分け、それぞれボウルに入れる。卵白は塩を加え、泡立て器でツノが立つまでしっかり泡立てる。

3. 卵黄を泡立てる。卵白に使った泡立て器は洗わず、卵白が大さじ1〜2程度付いた状態のものを使うと泡立てやすい。卵黄が白っぽくもったりとしたら片栗粉を加え、さらに泡立てる。

4. ②と③を合わせ、①の春雨、かに玉用のかにかま、絹さや、しいたけを加え、泡をつぶさないようにさっくりと混ぜる。

5. フッ素加工のフライパンを熱してごま油を入れ、④を流し入れる。蓋をして弱火で蒸し焼きにする。

6. 裏面に焦げ目がつき、表面が固まったら裏返し、30秒ほど焼いたら皿をかぶせるようにして、ひっくり返して盛る。

7. あんを作る。鍋にだし汁を熱し、沸騰したら火を弱め、薄口しょうゆ、塩、あん用のかにかま、絹さや、しいたけ、生姜を入れる。絹さやに火が通ったら水溶き片栗粉を加え、⑥の上にかける。

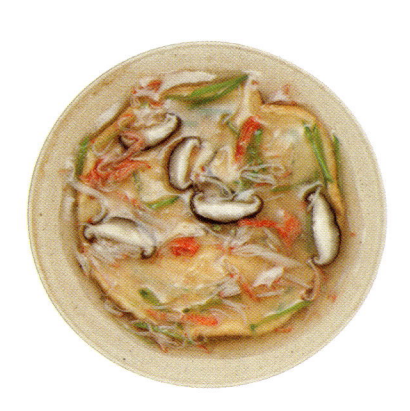

夕食の献立

07

→ トマトカップ寿司

材料（2人分）
- トマト（中サイズ）……………4個
- きくらげ………………………40g
- A ┌ 米酢……………………大さじ1
　　├ 塩………………………小さじ1/3
　　└ はちみつ………………小さじ1/2
- きゅうり………………………1/3本
- 白ごま…………………………小さじ1
- 青じそ…………………………6枚
- 雑穀ごはん……………………150g

作り方

1. トマトは上から1/4くらいのところを切る。中身をスプーンでくり抜き、中身1個分を粗く刻む。飾り用に少量取り分け、残りをボウルに入れる。

2. きくらげは水で戻して千切りにし、①のボウルに加える。

3. ①でできたトマトカップに合わせたAを入れ、内側をコーティングするようにからめる。5分ほどおいて味をなじませたら汁気を切る。切った汁気は①のボウルに入れる。

4. きゅうりは薄切りにして飾り用に少々取り分け、残りを塩少々（分量外）で揉み、しんなりしたら水気を絞る。

5. 白ごまは炒り、青じそは2枚を千切りにする。

6. 温かい雑穀ごはんを①のボウルに入れ、なじませる。④と⑤を加えて、さらに混ぜる。

7. ③のトマトカップに残りの青じそを1枚ずつ敷き、⑥をスプーンの背で軽く押しながら詰める。飾りのトマトときゅうりを上にのせる。

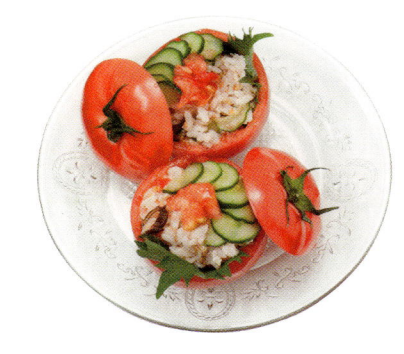

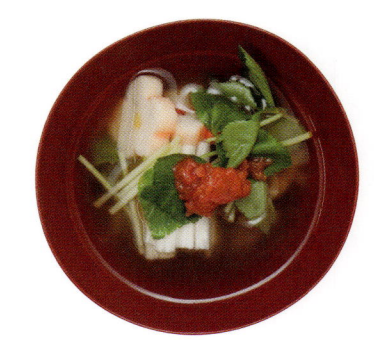

↑ 長芋となめこのお吸い物

材料（2人分）
- 長芋………………………………40g
- なめこ……………………………40g
- 梅干………………………………1個
- 三つ葉……………………………6本
- 花麩………………………………4個
- だし汁……………………………2カップ
- 薄口しょうゆ……………小さじ1と1/2
- 塩…………………………小さじ1/10

作り方

1. 長芋は千切りに、なめこは湯がいて水気を切る。梅干は種を除き、梅肉を包丁でたたく。三つ葉は3〜4cm長さに切る。花麩は水で戻し、水気を切る。

2. 鍋にだし汁を入れて火にかけ、沸騰したら薄口しょうゆ、塩を入れる。

3. 椀に①を入れ、上から熱々の②を注ぐ。

↓ 大根と玉こんにゃくの田楽

材料（2人分）
- 大根………………………………約6cm
- 玉こんにゃく……………………8個
- 昆布………………………………約10cm
- 練り辛子…………………………適量
- 糸唐辛子…………………………適量

[田楽味噌]（作りやすい分量）
- 赤味噌……………………………大さじ4
- みりん……………………………大さじ1
- はちみつ…………………………大さじ2
- だし汁……………………………大さじ8
- 白ごま……………………………適量

作り方

1. 大根は1cm幅の輪切りにし、面取りする。鍋に昆布と水（分量外）を入れ、大根を加えて火にかける。沸騰したら弱火で約20分茹でる。

2. 玉こんにゃくは流水でさっと洗い、水気を切って①に加え、さらに約10分煮る。大根に串を刺して、スッと通ったら火を止める。

3. 田楽味噌を作る。フッ素加工のフライパンに材料を入れて中火にし、照りが出るまでへらで練りながら加熱する。水分をしっかり飛ばす。

4. 器に②を盛り、練り辛子と糸唐辛子を添え、③の味噌（大さじ1）に白ごまをふっていただく。

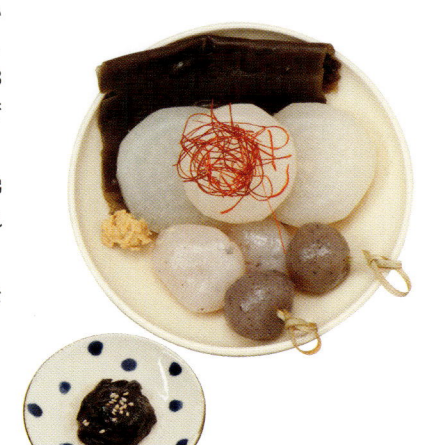

Chapter 1 - 500kcal台の定食メニュー

夕食の献立
08 ほうれん草と
カッテージチーズの
カレー

スパイシー豆乳チャイ
68 kcal

ブロッコリーとれんこんのサブジ
75 kcal

Total／1人あたり
514 kcal

●彼がインドと日本のハーフなので、インド風のカレーもよく作ります。本場のサグパニール（ほうれん草とチーズのカレー）は、生クリームを使うこともあり、実はすごく高カロリーなんですが、ギャル曽根流はヘルシーかつカロリー低めですよ。
　味の決め手はクミンシードなので、できれば使ってほしいですが、ない場合はカレー粉の分量を増やして対応してください。

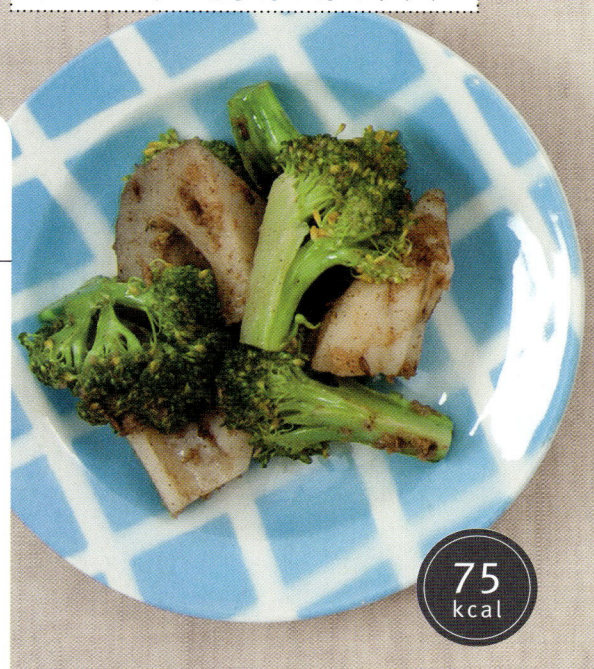

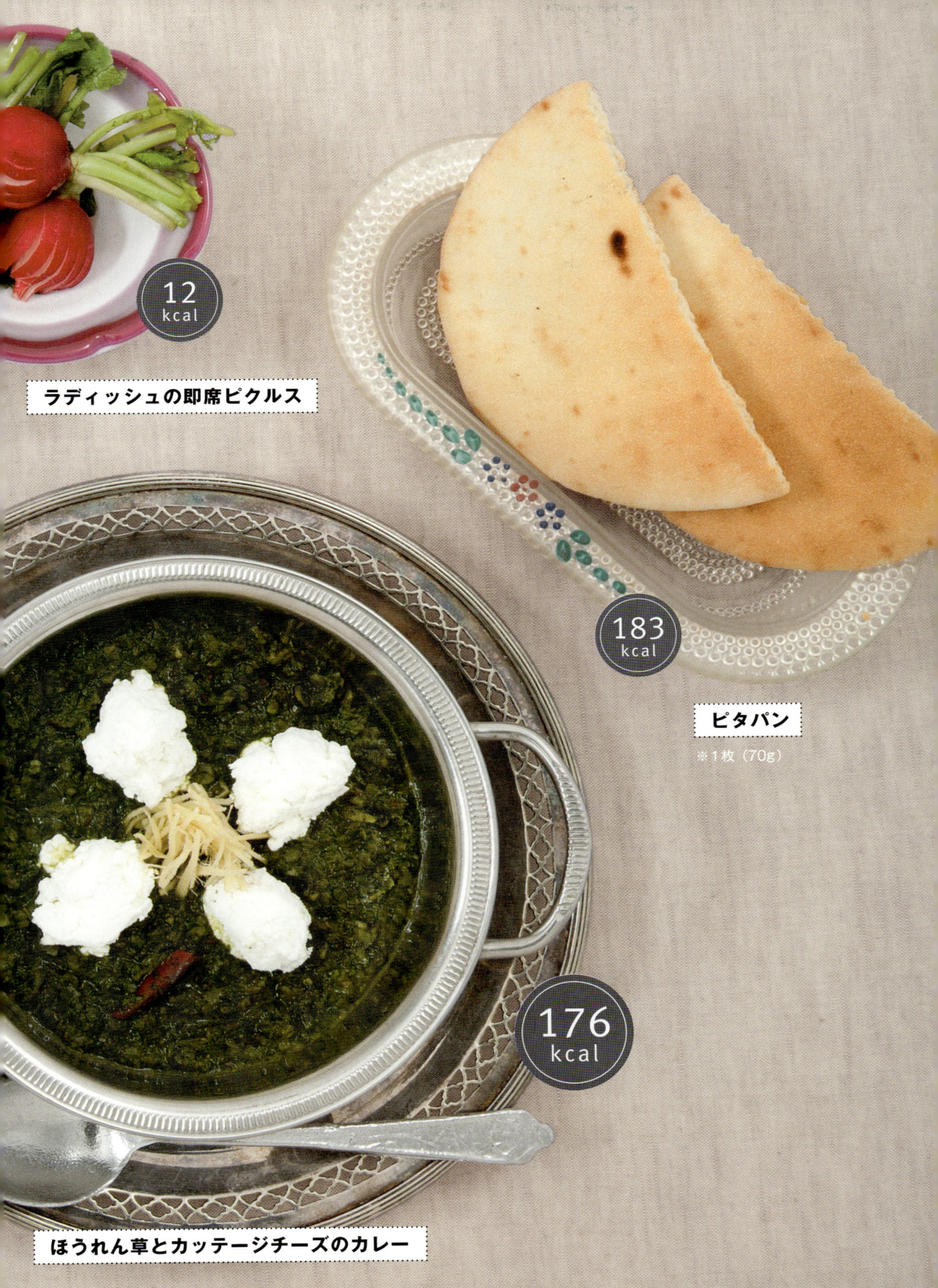

ラディッシュの即席ピクルス
12 kcal

183 kcal

ピタパン
※1枚（70g）

176 kcal

ほうれん草とカッテージチーズのカレー

Chapter 1 - 500kcal 台の定食メニュー

ほうれん草と
カッテージチーズのカレー

材料（2人分）
- ほうれん草……………………150g
- オリーブオイル……小さじ1と1/2
- クミンシード………………小さじ1
- 玉ねぎ（みじん切り）……1/2個分
- にんにく（みじん切り）……1かけ分
- 赤唐辛子……………………1/2本
- A ┌ カレー粉………………小さじ2
　　├ トマトピュレ……………大さじ1
　　├ 鶏がらスープ…………1カップ
　　├ 塩……………………小さじ1/4
　　└ こしょう…………………適量
- カッテージチーズ（裏ごしタイプ）
　　………………………………150g
- 生姜……………………………1かけ

作り方

1. ほうれん草は根を除いて沸騰した湯で茹でる。冷水に取って水気を絞り、ざく切りにし、ブレンダーにかけピュレ状にする。

2. フッ素加工のフライパンにオリーブオイルを熱し、クミンシードを加える。はじけ始めたら玉ねぎ、にんにく、赤唐辛子を加え、玉ねぎに薄く色がつくまで炒める。

3. ①、Aを加えとろみがつくまで煮詰める。

4. 器に盛り、カッテージチーズをティースプーンですくって上に散らす。千切りにした生姜を添える。

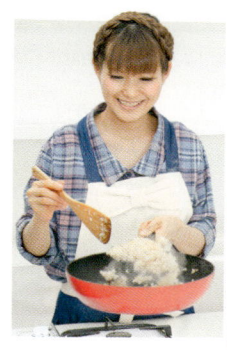

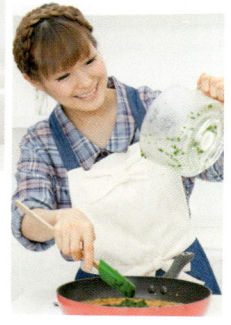

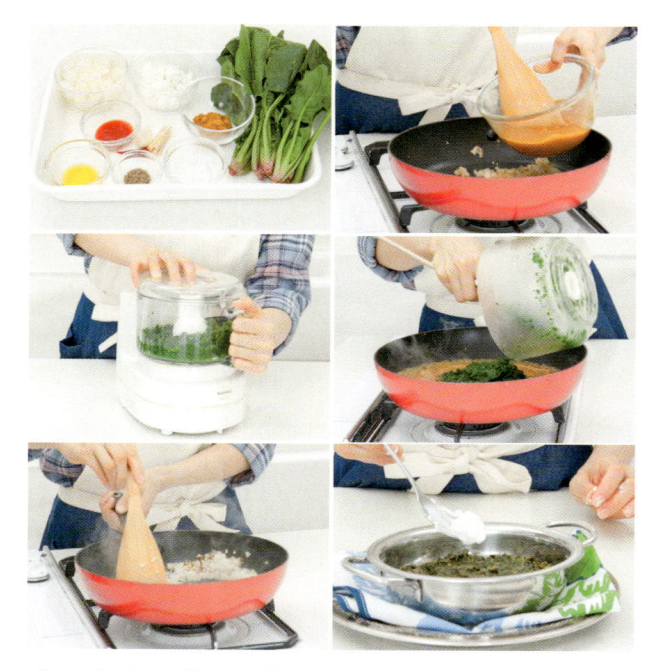

ブレンダーがない場合は、茹でたほうれん草を包丁で細かく切ってもOK。カッテージチーズは溶けやすいので、食べる直前にのせて。

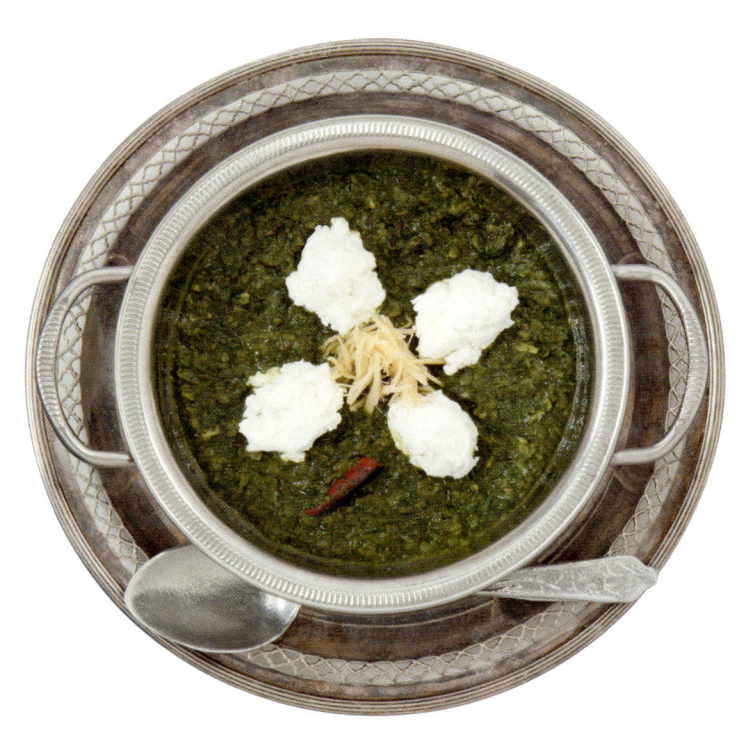

夕食の献立
08

ブロッコリーとれんこんのサブジ

材料（2人分）
- ブロッコリー……………1/2株
- れんこん………………小1/3節
- オリーブオイル…………小さじ1
- 生姜（すりおろし）………小さじ1
- クミンパウダー…………小さじ1/3
- ガラムマサラ……………小さじ1/3
- 塩…………………………小さじ1/4

作り方
1. ブロッコリーは小房に分け、れんこんは乱切りにする。ラップに包み電子レンジで約2分加熱する。
2. フッ素加工のフライパンにオリーブオイルを熱し、生姜、クミンパウダーを炒める。香りが立ったら①、ガラムマサラ、塩を入れ全体を炒め合わせる。

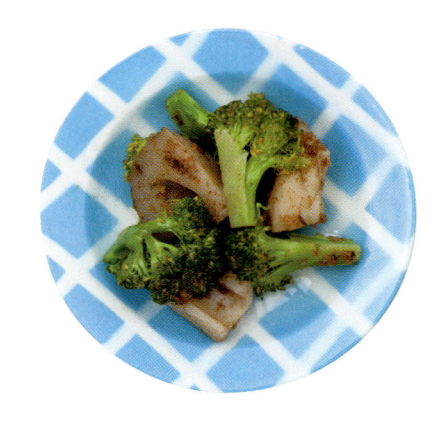

ラディッシュの即席ピクルス

材料（2人分）
- ラディッシュ………………6個
- 水……………………1/2カップ
- 塩……………………小さじ1
- A ┌ レモン汁…………小さじ2
　　├ 砂糖………………小さじ1/2
　　└ 薄口しょうゆ………小さじ1/2

作り方
1. ラディッシュは葉を除き、切り離さないように縦に1mm幅の切り込みを入れる。
2. 水に塩と①、ラディッシュの葉を入れ、約5分おく。
3. 合わせたAに②の水気を切って入れ、味がなじむまで約30分おく。

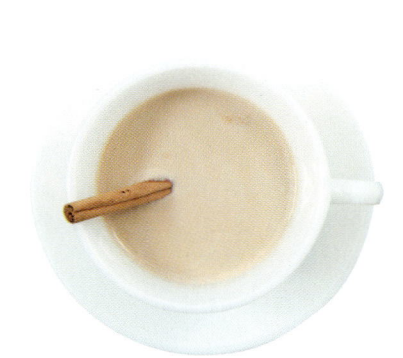

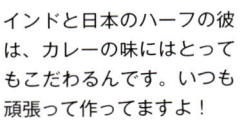

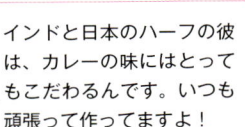

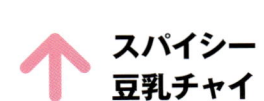

> インドと日本のハーフの彼は、カレーの味にはとってもこだわるんです。いつも頑張って作ってますよ！

スパイシー豆乳チャイ

材料（2人分）
- 調整豆乳…………………カップ1
- 水…………………………カップ1
- 紅茶葉……………………小さじ2
- シナモンスティック………2本
- 黒こしょう（包丁の背でつぶす）
  …………………………6粒

作り方
1. 鍋に材料すべてを入れ、弱火で5分煮出す。茶こしでこしながらカップに注ぐ。

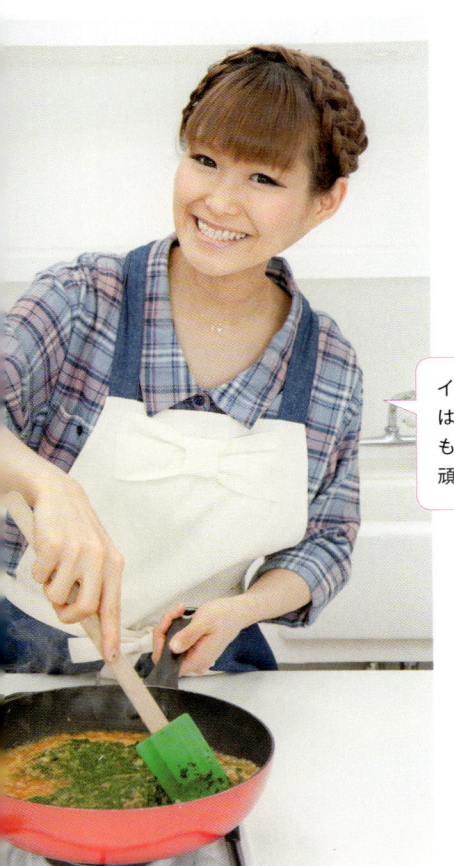

Chapter 1 - 500kcal台の定食メニュー

夕食の献立 09 豆腐と鶏むね肉の唐揚げ定食

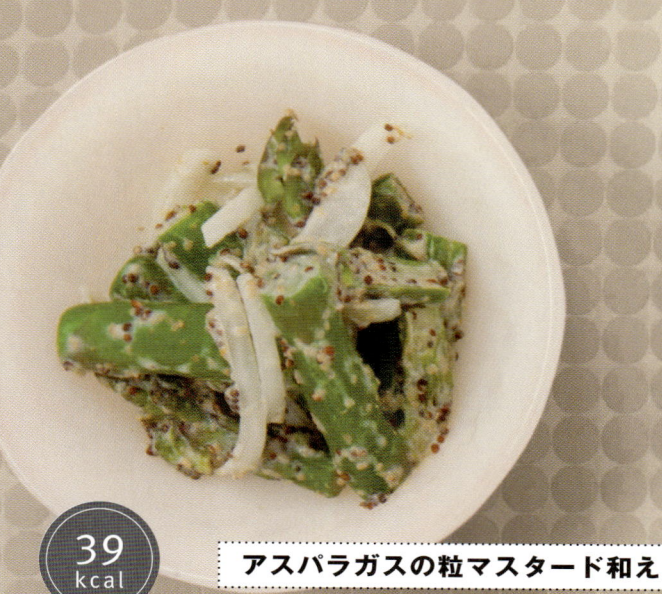

39 kcal アスパラガスの粒マスタード和え

Total／1人あたり
510 kcal

●ダイエット中に鶏の唐揚げが食べられるなんて、夢のようだと思いませんか？
　これもかさましマジックのなせる業。かさまし素材のお豆腐は、30分以上かけてしっかりと水切りして、揚げたときに油はねがないようにしてください。
　アツアツの揚げたてにレモンをきゅっと搾って食べるとビールが欲しくなる、と彼。カロリーオフビールでいただきます！

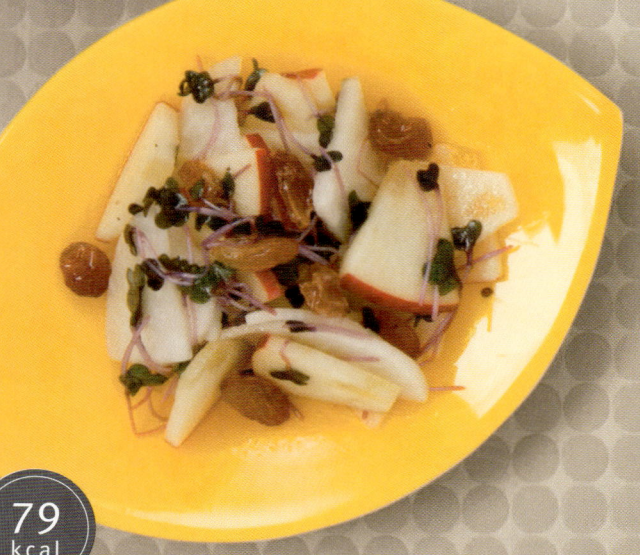

79 kcal 大根とりんごのサラダ

132 kcal

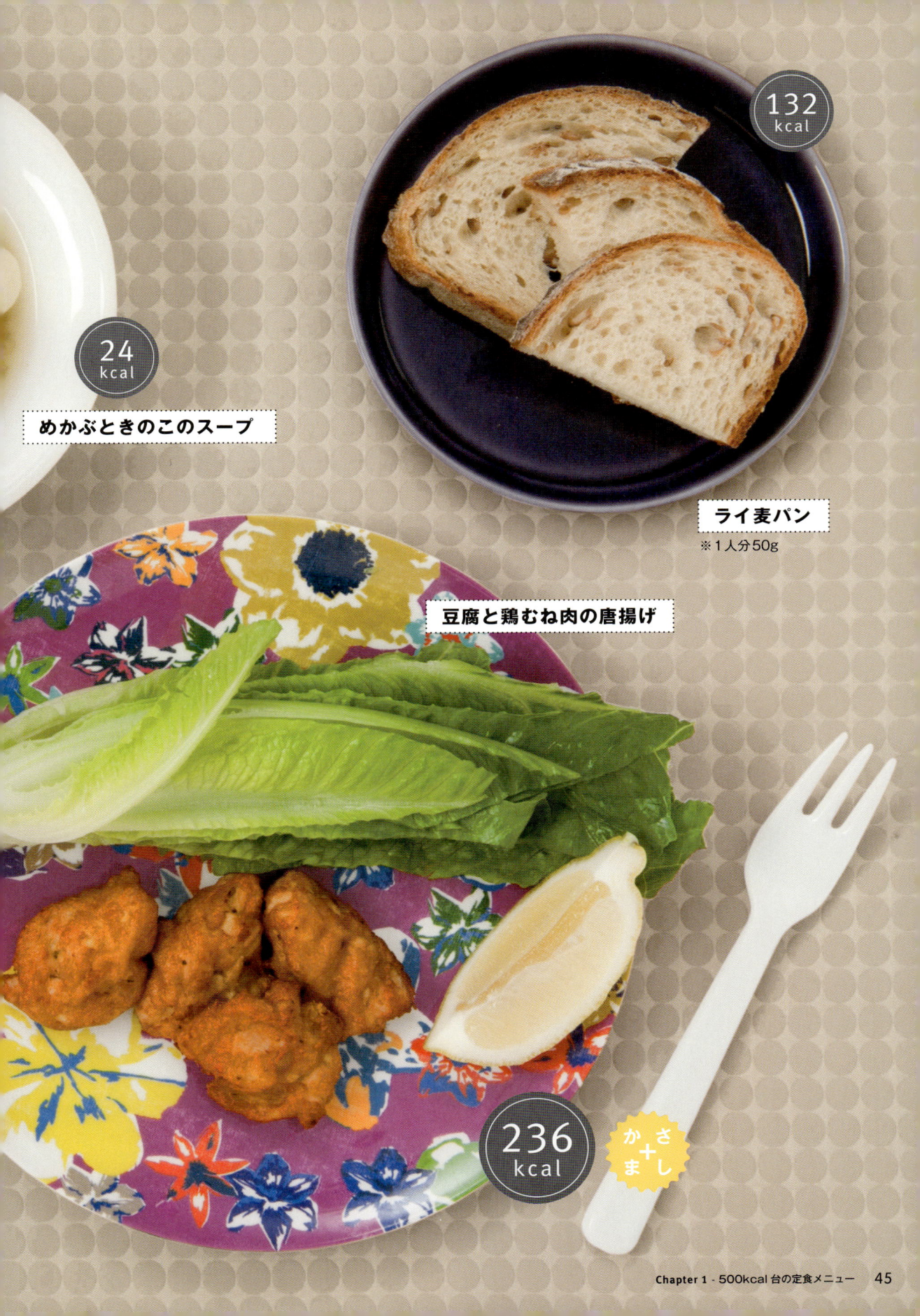

24 kcal

めかぶときのこのスープ

ライ麦パン
※1人分50g

豆腐と鶏むね肉の唐揚げ

236 kcal

かさ+まし

豆腐と鶏むね肉の唐揚げ

材料（2人分）
- 豆腐……………………2/3丁（200g）
- 鶏むね肉（皮なし）…………100g
- （下味）
- 酒………………………小さじ1
- 塩………………………小さじ1/10
- こしょう………………………適量
- A ┌ 片栗粉………………大さじ1
- 　├ しょうゆ……………大さじ1
- 　├ 砂糖…………………小さじ1
- 　└ にんにく（すりおろし）
- 　　　　…………………小さじ1/2
- 揚げ油……………………………適量
- ロメインレタス………………1/8個
- レモン（くし切り）………1/2個分

作り方

1. 豆腐は30分以上しっかり水切りする。鶏むね肉は1cm角に切り、下味の材料を加えてよく揉む。

2. ボウルに①、Aを加えて豆腐をくずすよう手でよく混ぜる。

3. フライパンの2cm高さまで揚げ油を入れ、170℃に熱する。②をスプーンですくって揚げ油に入れ、きつね色になるまでじっくり揚げ焼きにする。皿に盛り、付け合わせを添える。

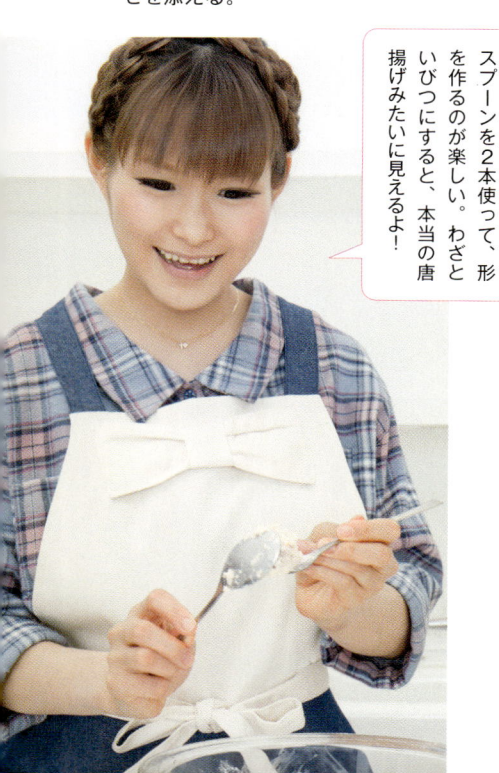

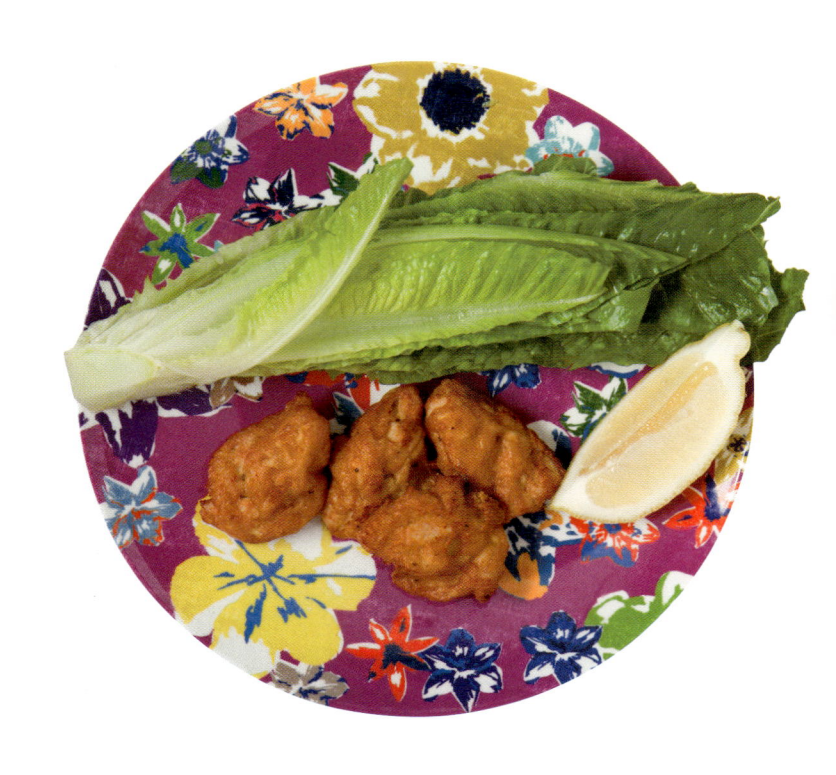

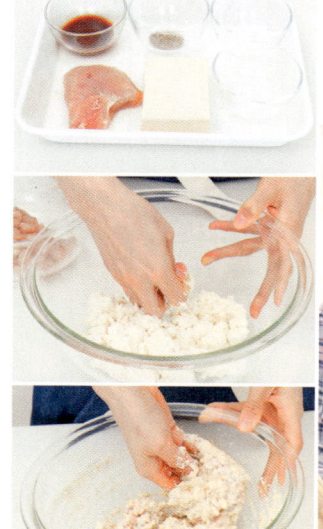

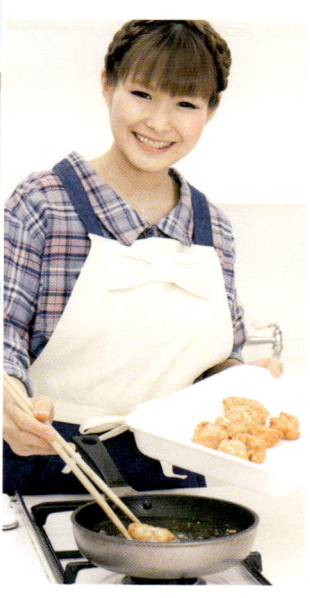

> スプーンを2本使って、形を作るのが楽しい。わざといびつにすると、本当の唐揚げみたいに見えるよ！

カロリーを抑えるため、鶏肉はむね肉を使う。皮や脂身がある場合は、きちんと取り除くこと。

夕食の献立
09

唐揚げ定食の副菜は、あっという間にできちゃう和えものとサラダです。

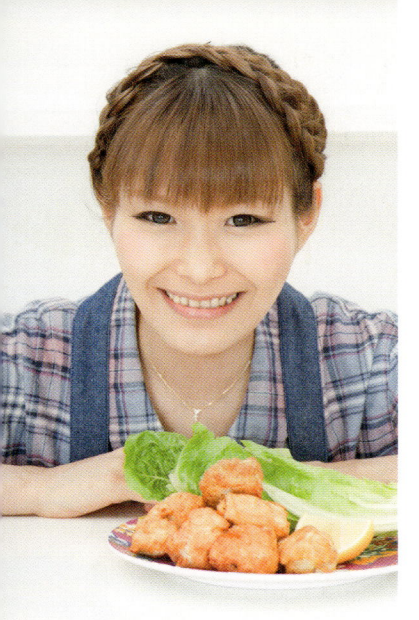

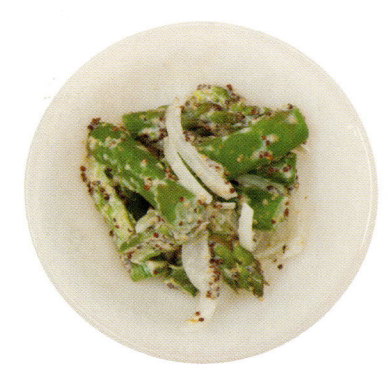

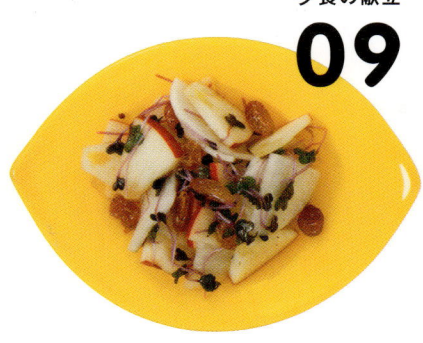

アスパラガスの粒マスタード和え

材料（2人分）
- アスパラガス……………6本
- 玉ねぎ……………1/4個
- A ┌ 粒マスタード……小さじ2
　　├ プレーンヨーグルト…小さじ2
　　├ 塩……………小さじ1/5
　　└ こしょう……………適量

作り方
1. アスパラガスは根元の硬い部分を除き、4〜5cm長さに切る。ラップで包み、電子レンジで1分半加熱する。玉ねぎは薄切りにする。
2. ボウルにA、①を入れてよく和える。

大根とりんごのサラダ

材料（2人分）
- 大根……………1/6本
- りんご……………1/4個
- レーズン……………小さじ2
- ブロッコリースプラウト（かいわれ菜でもよい）……1/2パック
- A ┌ 薄口しょうゆ……小さじ1
　　├ オリーブオイル……小さじ1
　　├ はちみつ……………小さじ1
　　├ レモン汁……………小さじ2
　　└ 黒こしょう……………適量

作り方
1. 大根は皮をむいて2mm幅のいちょう切りに、りんごは芯を取って4mm幅のいちょう切りにする。ブロッコリースプラウトは根元を除く。
2. ①を合わせて器に盛り、上から合わせたAをかける。

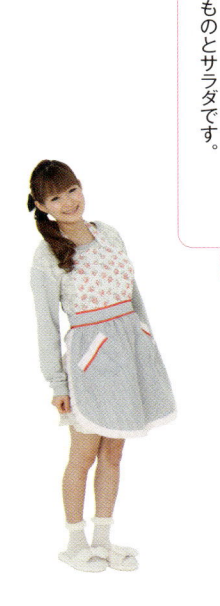

めかぶときのこのスープ

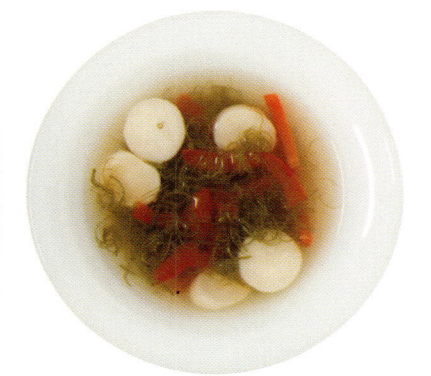

材料（2人分）
- エリンギ……………1本
- 赤パプリカ……………1/3個
- コンソメスープ……………2カップ
- 塩……………小さじ1/5
- こしょう……………適量
- めかぶ……………2パック

作り方
1. エリンギは輪切り、パプリカは横に薄切りにする。
2. 鍋にコンソメスープを熱し、沸騰したら①、塩、こしょうを加える。再び沸騰したらめかぶを加えて火を止める。

Chapter 1 - 500kcal台の定食メニュー

夕食の献立

10 回鍋肉定食

白菜とチンゲン菜の即席漬け
33 kcal

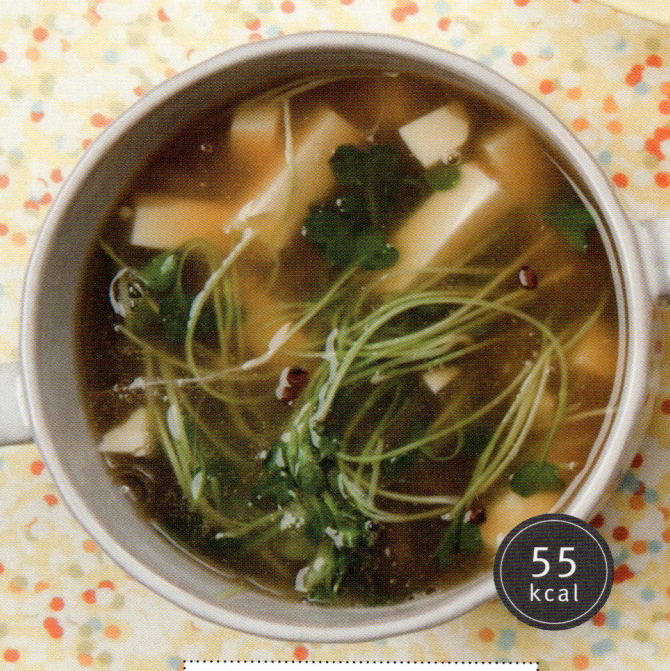

ザーサイと豆腐のスープ
55 kcal

Total（1人あたり）
580 kcal

●今回紹介した10の定食の中で、もっとも手早くできるのがこれかもしれません。炒めものに、電子レンジを活用した即席漬け、和えるだけのサラダ……とっても簡単でしょ？ただし回鍋肉の豚バラ肉は沸騰したお湯に入れて、脂を落としてから炒めます。カロリーダウンのためのひと手間は惜しまない、これがギャル曽根流大食いダイエットの基本です！

きくらげサラダ
25 kcal

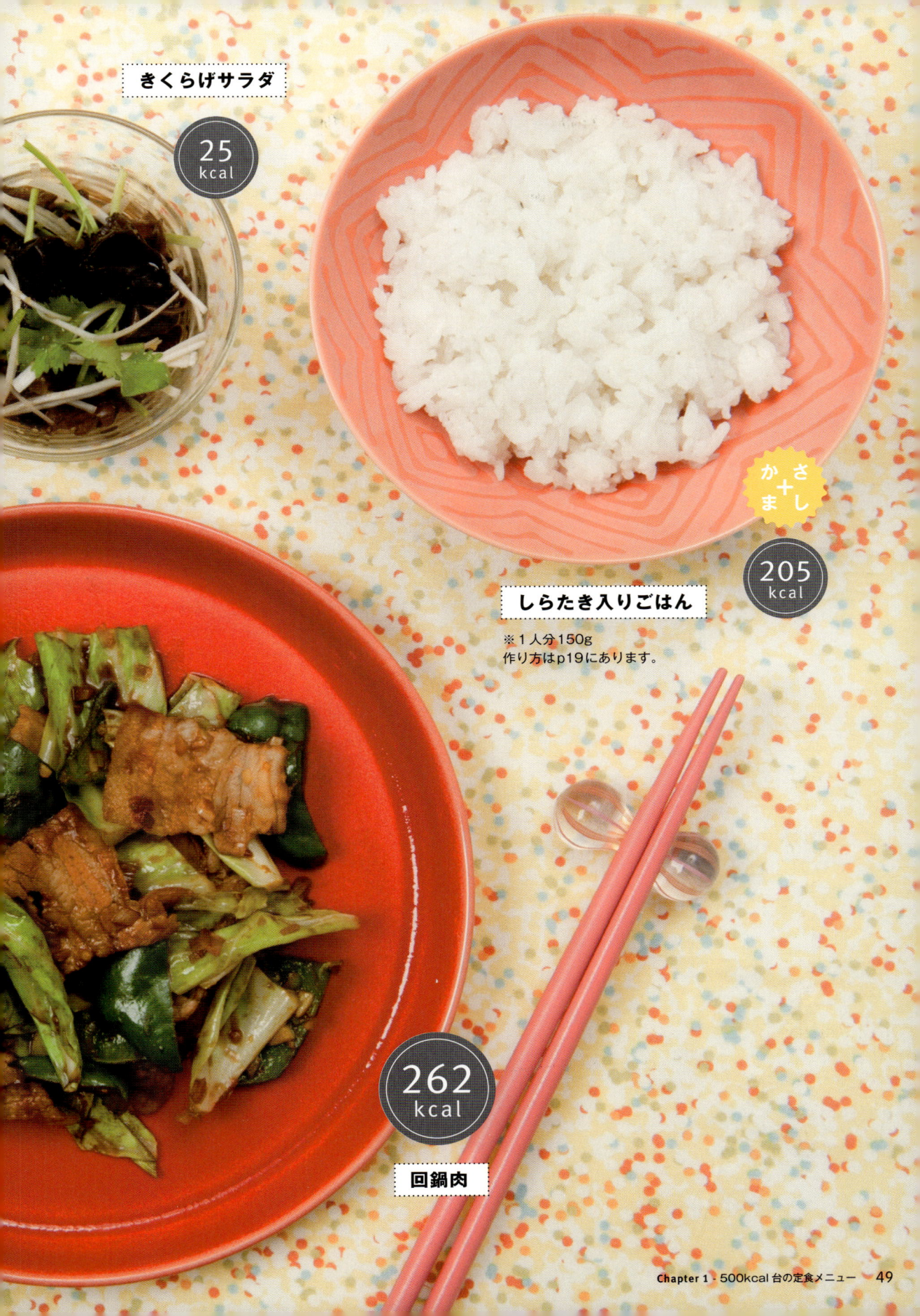

しらたき入りごはん
※1人分150g
作り方はp19にあります。

かさまし+
205 kcal

回鍋肉
262 kcal

Chapter 1 · 500kcal 台の定食メニュー　49

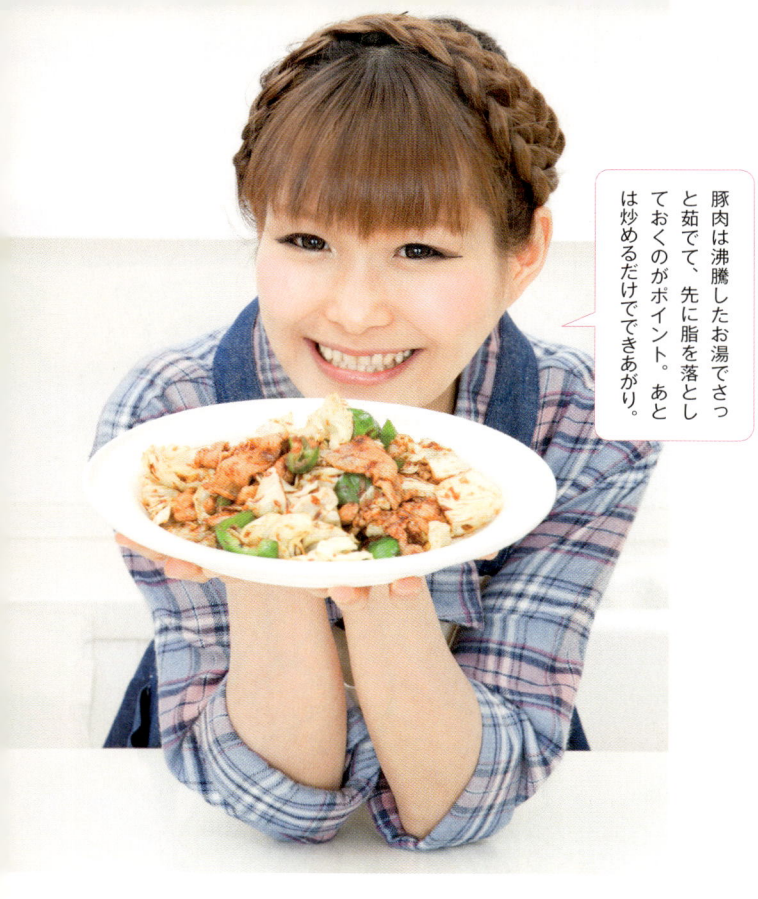

豚肉は沸騰したお湯でさっと茹でて、先に脂を落としておくのがポイント。あとは炒めるだけでできあがり。

回鍋肉

材料（2人分）

- 豚バラ肉…………………100g
- キャベツ………………1/8個（150g）
- ピーマン…………………2個
- ごま油……………………小さじ1/2
- 豆板醤……………………小さじ2
- 長ねぎ（みじん切り）………5cm分
- にんにく（みじん切り）…1かけ分
- 生姜（みじん切り）
  　……………………1と1/2かけ分
- A 甜麺醤………………大さじ1
  　しょうゆ………小さじ1と1/2
  　酒…………………小さじ2
  　砂糖………………小さじ1

作り方

1. 豚バラ肉は5cm長さに切り、沸騰した湯で茹でて脂を落とす。
2. キャベツはざく切り、ピーマンは乱切りにする。
3. フッ素加工のフライパンにごま油、豆板醤を入れ火にかける。長ねぎ、にんにく、生姜を加えて炒め、香りが立ったら②を加え、全体に火が通るように混ぜながら炒める。
4. ①、合わせたAを加え、さらに炒め合わせる。

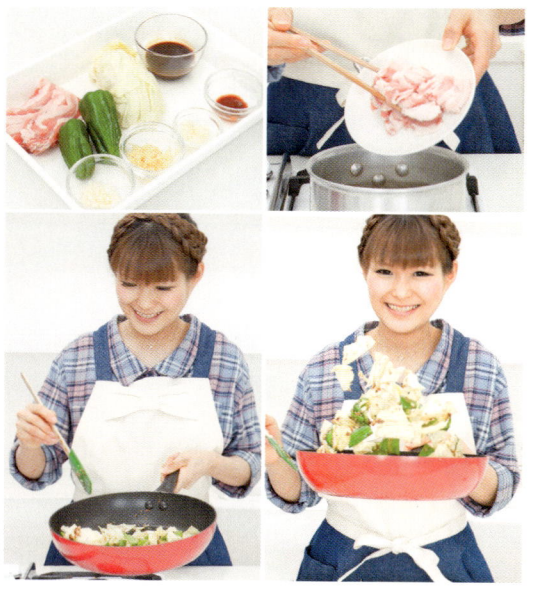

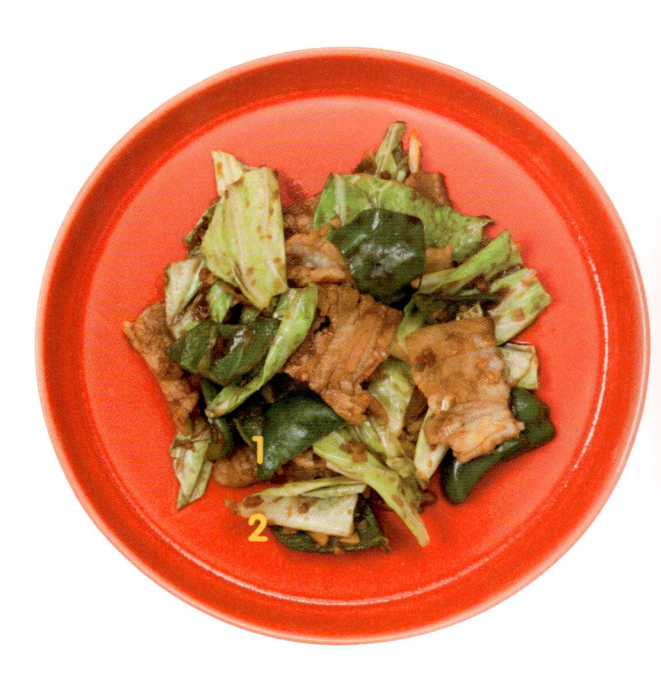

ねぎ、にんにく、生姜などの香味野菜をたっぷり使うと、おいしさがさらにアップする。にんじんやきのこを加えても。

夕食の献立
10

きくらげサラダ

材料（2人分）
- きくらげ（乾燥）……………10g
- 長ねぎ……………………5cm分
- 香菜………………………4本
- A ┌ にんにく（すりおろし）
　　│　　　　　　　……小さじ1/2
　　│ しょうゆ……………小さじ2
　　│ 酢…………………小さじ2
　　│ はちみつ…………小さじ1/2
　　└ ラー油……………3〜4滴

作り方
1. きくらげは水で戻す。さっと湯通ししして水気を切り、一口大にちぎる。長ねぎは縦に千切りにし、香菜は3〜4cm長さに切る。
2. ボウルに①、Aを入れよく和える。

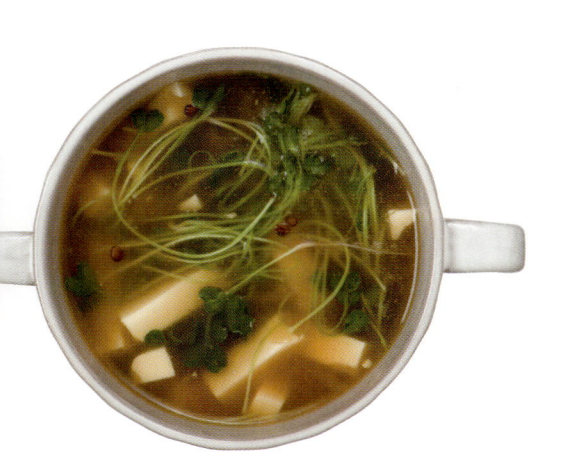

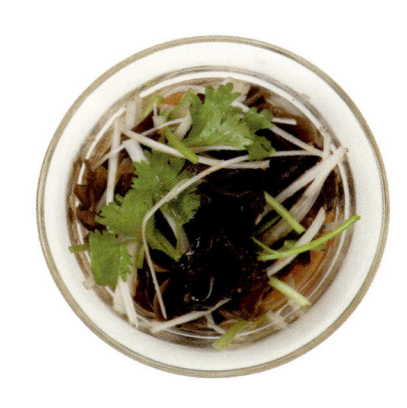

ザーサイと豆腐のスープ

材料（2人分）
- 絹豆腐……………………1/4丁
- ザーサイ…………………大さじ2
- かいわれ菜………………1/2パック
- 鶏がらスープ……………2カップ
- オイスターソース…………小さじ2
- 水溶き片栗粉
　（片栗粉、水………各小さじ1）

作り方
1. 豆腐は棒状に、ザーサイは千切りに、かいわれ菜は根元を除く。
2. 鍋に鶏がらスープを熱し、沸騰したら①の豆腐、ザーサイ、オイスターソースを加える。再沸騰したら水溶き片栗粉を加えてとろみをつけ、かいわれ菜を加える。

> 白菜とチンゲン菜は先にチンしてから漬け込むと、10分くらいで食べられます。

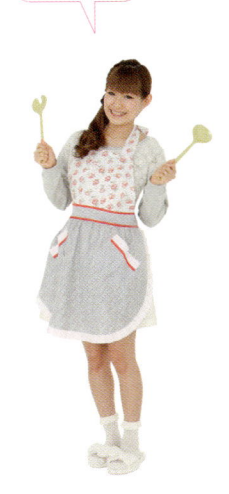

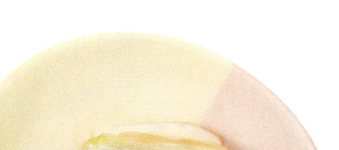

白菜とチンゲン菜の即席漬け

材料（2人分）
- 白菜………………………1枚
- チンゲン菜………………1株
- A ┌ 酢…………………小さじ2
　　│ しょうゆ……………小さじ2
　　│ 砂糖………………小さじ1
　　│ ごま油……………小さじ1/2
　　└ 赤唐辛子（小口切り）1/3本分

作り方
1. 白菜とチンゲン菜は5cm長さに切り、ラップをして電子レンジで1分加熱する。
2. ボウルに①、Aを合わせ、味がなじむまで10分ほどおく。

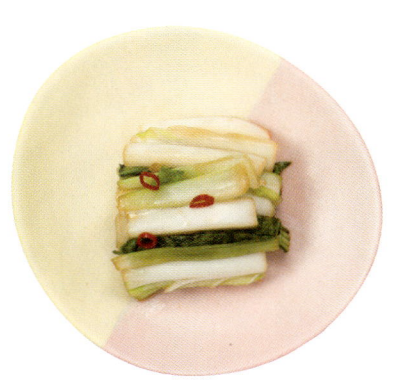

Chapter 1・500kcal台の定食メニュー

大食いCOLUMN

ひとつの料理が大変身するリメイク技。

　忙しいときに、1からお料理、しかも3〜4品って結構大変。そんなときに私が使うのは、前に作り置きしておいたお総菜にひと手間ふた手間加えて、別のお料理にアレンジしちゃう技。例えばきんぴらは、ピーマンの肉詰め、炊き込みごはん、サラダとかき揚げに大変身。また、ひじきの煮物を作った日は、豆腐ハンバーグ、卵焼き、コロッケやおいなりさんに。ひとつの料理から4つくらい、別のおかずに変身させます。

　ポイントは、ベースの料理が野菜たっぷりのお総菜だということ。これにお肉などを混ぜるとカロリー抑えめのかさましになり、時間の短縮と相まって一石二鳥です。リメイクできそうなお総菜は、とにかくたっぷりの量を作って、冷凍もしておきますね。アレンジ上手だと、料理上手にも見えますよ！

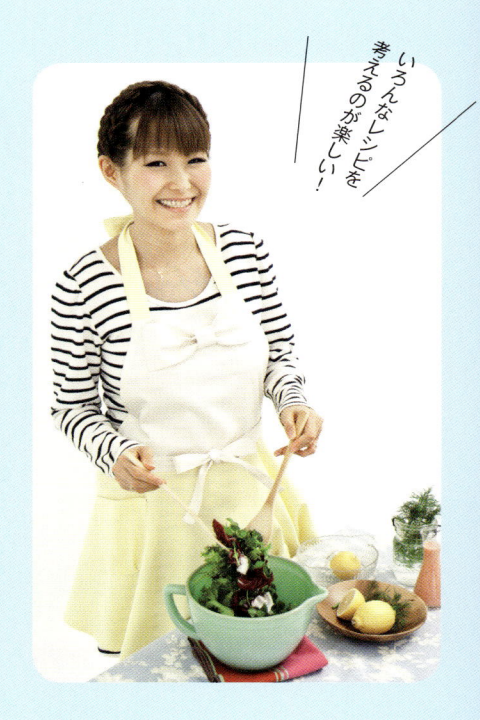

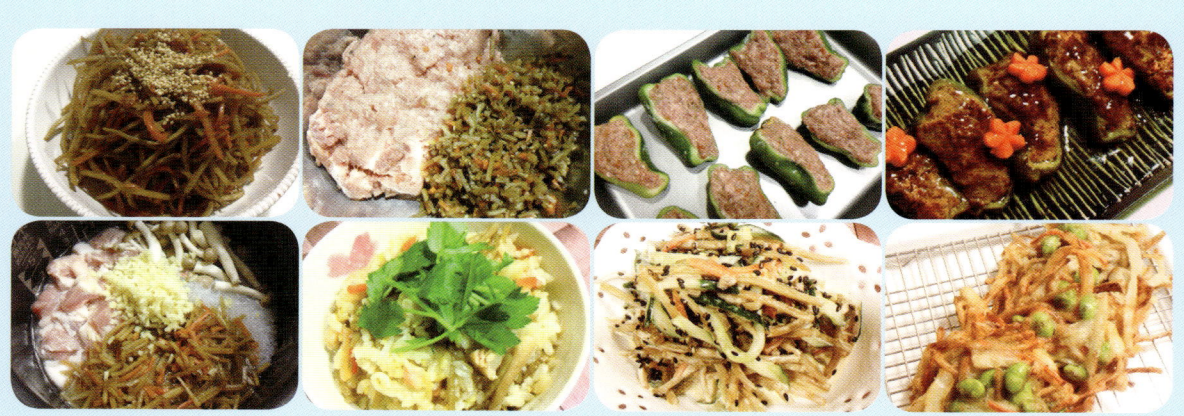

いろんなレシピを考えるのが楽しい！

● こちらはきんぴらごぼうのリメイク例。細かく刻んでお肉＆チンした玉ねぎと混ぜて、ピーマンに詰めて焼けば1品完成。乾煎りしたしらたきや生姜、鶏肉と炊飯器に入れて、炊き込みごはん。野菜と和えてサラダ、そしてかき揚げも作って、全4品！

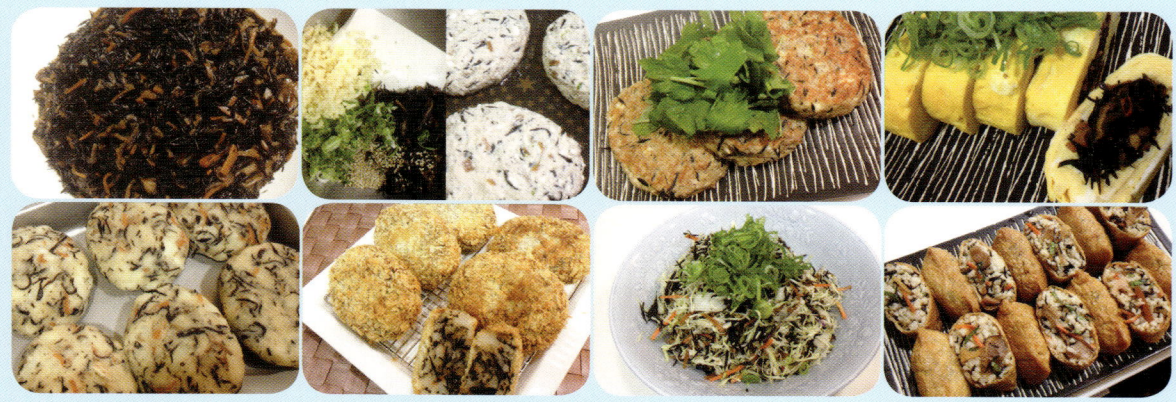

● ひじきの煮物もリメイクに大活躍。お豆腐や生姜、ねぎと一緒に混ぜて焼けば豆腐ハンバーグに。卵焼きを焼くときに真ん中に入れれば、ボリュームたっぷりの卵焼きが完成。さらにコロッケ、サラダ、梅と大葉と一緒に玄米に混ぜて梅しそいなりのできあがり！

Chapter 2
低カロリー食材で「かさまし」

こんにゃくや豆腐などで「かさまし」した
アイデアいっぱいのレシピを大公開。

54

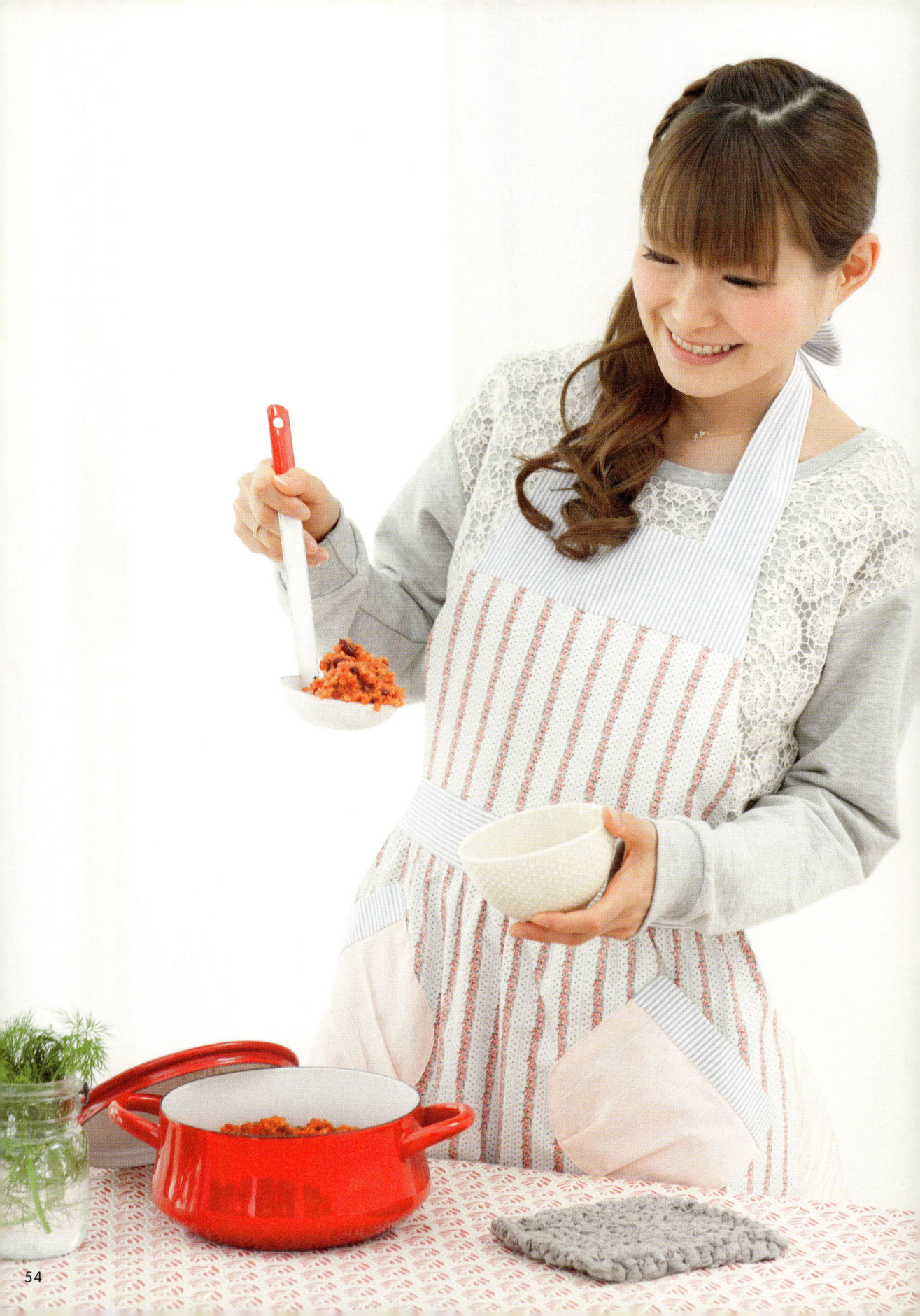

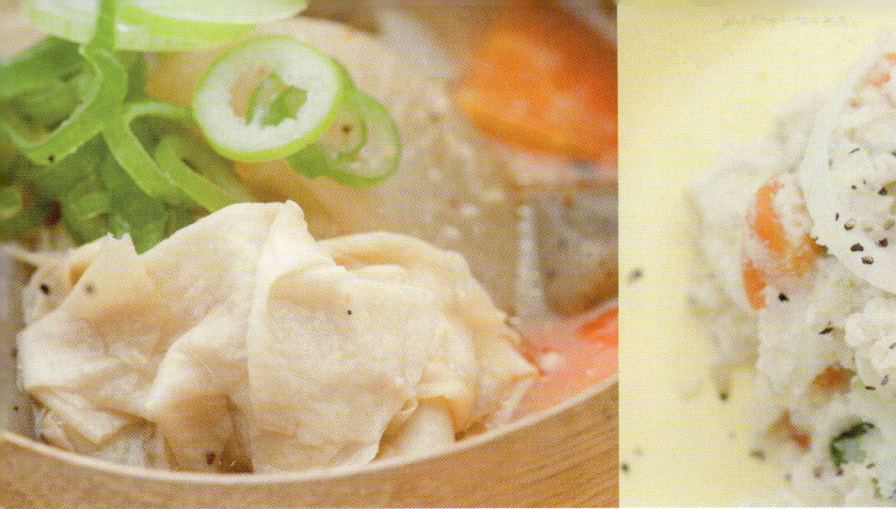

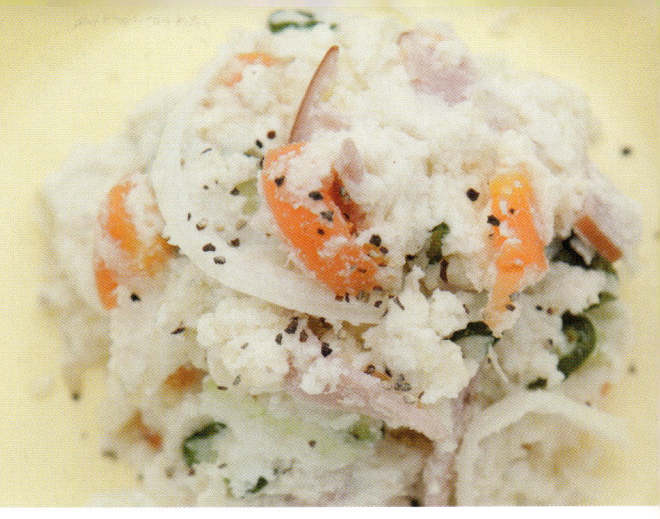

ボリュームたっぷりでも太らない！
ギャル曽根の秘密テクは、かさまし。

一見こってり＆ボリューミーなメニューなのに、なぜか低カロリー。それはカロリーの低い食材を使って"かさまし"しているから。彼の胃袋を満足させつつ痩せさせるために、私が考えたこの料理法、1冊目のレシピブックでとにかく大好評をいただきました。今回は、以前ご紹介したしらたきや豆腐などのかさましレシピはもちろん、こんにゃくを使った春巻きやおからを使ったナゲットなど、新しい低カロリー食材にトライ！

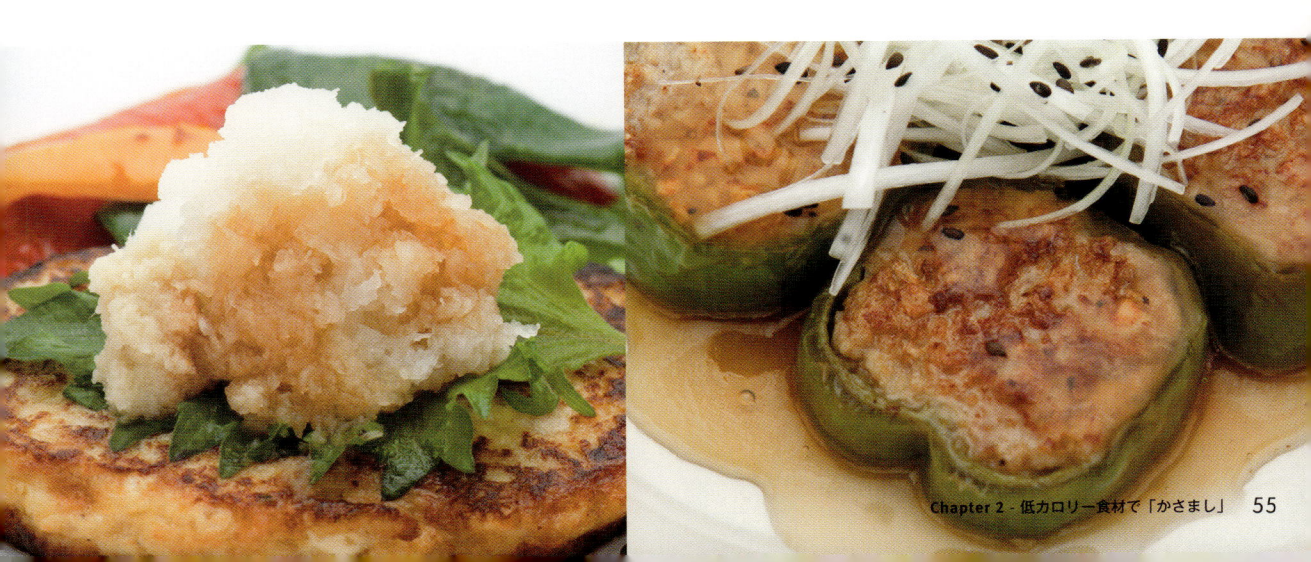

Chapter 2 - 低カロリー食材で「かさまし」

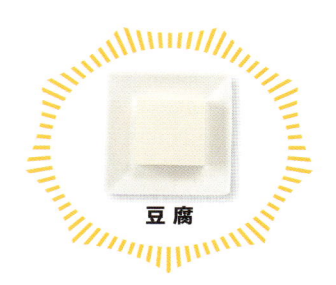

「豆腐」でかさまし

細胞を活性化させるレシチンや、中性脂肪を低下させるサポニンなど、低カロリーなのにダイエットに効果的な栄養素がたくさん含まれる豆腐。ハンバーグやお好み焼きなどに使うと、グッとカロリーを抑えられます。

豆腐

付け合わせは、たっぷりの焼き野菜。ポン酢がよく合います。

通常のハンバーグ 580kcal → 224kcal（1人分）

豆腐だけハンバーグ

材料（2人分）
- 絹豆腐……………………1/2丁
- 玉ねぎ（みじん切り）………1個分
- はちみつ……………………小さじ1
- パン粉………………………2/3カップ
- 卵……………………………1個
- 塩……………………………小さじ2/3
- こしょう……………………適量
- オリーブオイル……………小さじ1
- 大根おろし…………………カップ1/2
- 青じそ………………………2枚
- ポン酢しょうゆ……………大さじ1
- 生姜（すりおろし）………小さじ1
- パプリカ……………………1/3個
- ピーマン……………………2個

作り方

1. 豆腐は重しをして30分以上しっかり水切りする。
2. フッ素加工のフライパンに玉ねぎとはちみつを入れ、飴色になるまで中火で炒める。
3. ボウルにくずした①、②、麩、卵、塩、こしょうを加え、よく混ぜ合わせる。2等分してそれぞれを小判形にまとめる。
4. フッ素加工のフライパンにオリーブオイルを熱し、③、食べやすい大きさに切ったパプリカ、ピーマンを入れる。③の片面に焼き色がついたら裏返し、蓋をしてさらに約5分焼く。付け合わせの野菜は火が通ったら取り出す。
5. ④を器に盛り、上に青じそ、生姜、大根おろしをのせ、上からポン酢しょうゆをかける。

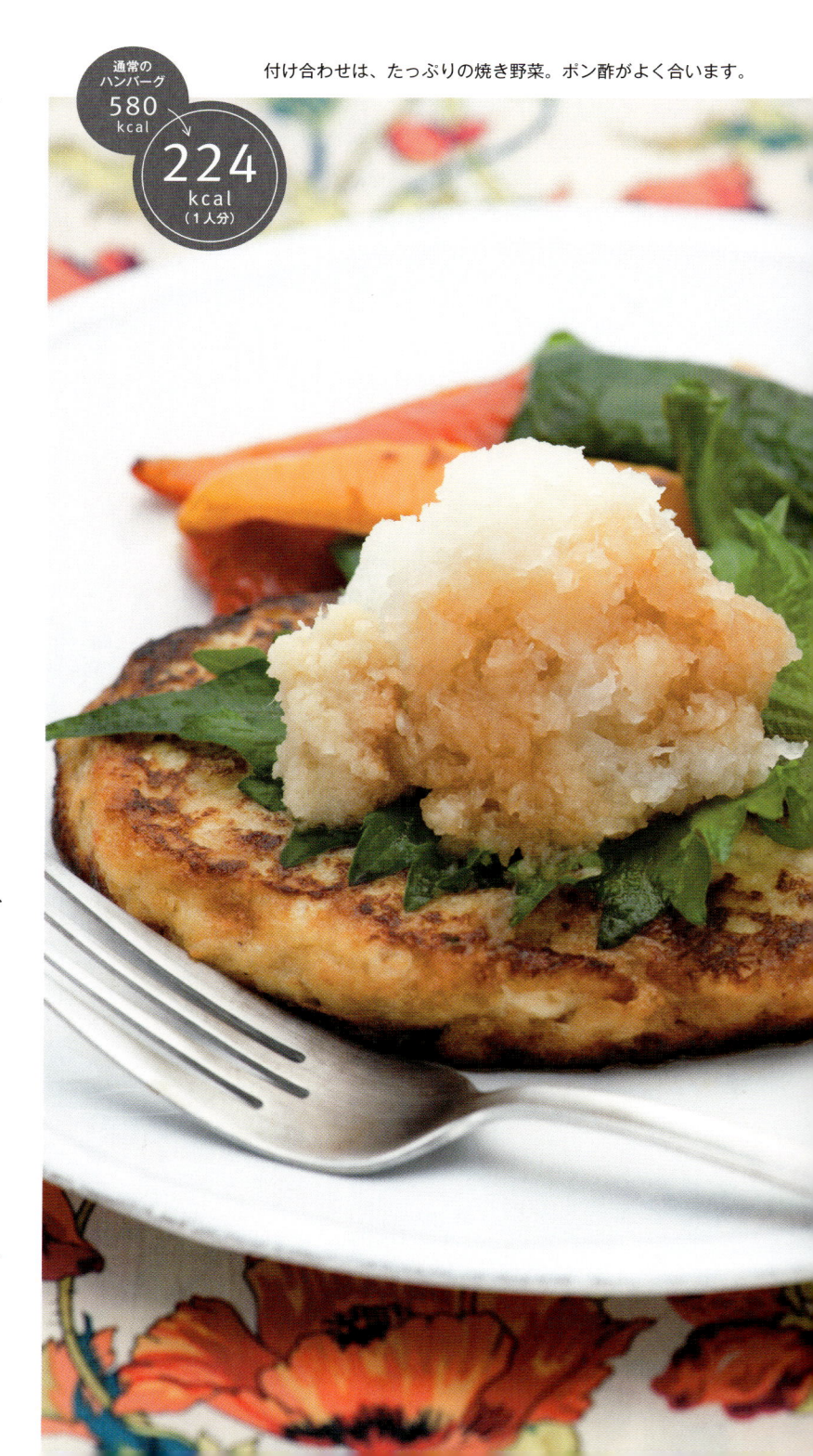

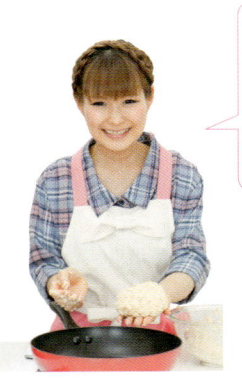

お肉は入れません。お豆腐のふわふわ感を楽しんでね。

豆腐のお好み焼き

材料（2人分）

木綿豆腐	1丁
山芋	50g
キャベツ	2枚
万能ねぎ	1/2束
桜えび	大さじ4
かつお節	1パック（5g）
卵	1個
片栗粉	大さじ2
粉末鶏がらスープ	小さじ2
オリーブオイル	小さじ2
お好み焼きソース	大さじ4
A〔かつお節	2パック（10g）〕
〔万能ねぎ（小口切り）	大さじ4〕

作り方

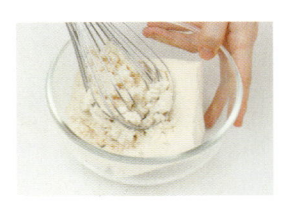

1. 木綿豆腐は重しをして30分以上おき、しっかり水切りする。
2. 山芋はすりおろし、キャベツは千切りに、万能ネギは小口切りにする。
3. ボウルに①を入れ、フォークや泡立て器を使ってなめらかになるまでつぶす。
4. ②、桜えび、かつお節、卵、片栗粉、粉末鶏がらスープを加えて全体をよく混ぜる。
5. フッ素加工のフライパンにオリーブオイルをひき、半量の生地を丸く流し入れる。中火で片面に焼き色がつくまで焼いたら上下をひっくり返して蓋をし、さらに約5分加熱する。
6. 仕上げに蓋を取って強火にし、水分を飛ばしてカリッとさせる。器に盛り、ソースをぬる。その上にAを散らす。

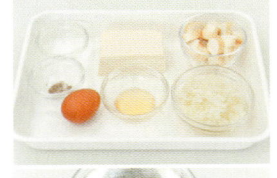

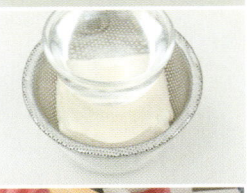

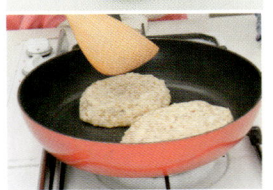

豆腐は泡立て器やフォークを使って、なめらかになるまでつぶす。

豆腐はしっかり水切りをしてから成形し、フライパンで焼く。

以前テレビ番組でも紹介した、大人気のレシピです。

通常のお好み焼き 520 kcal → 357 kcal（1人分）

Chapter 2 - 低カロリー食材で「かさまし」

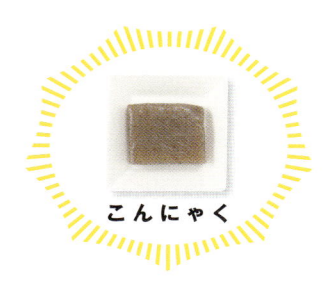

「こんにゃく」でかさまし

ローカロリーで食物繊維が豊富なこんにゃくは、ダイエットの強い味方。主成分の"グルコマンナン"は腸の中で水分を吸収して、おなかの調子を整えてくれます。噛みごたえもあるので、お肉の代わりに大活躍します。

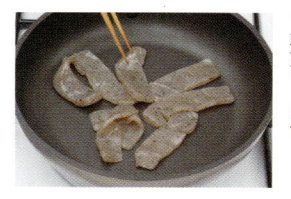

こんにゃく

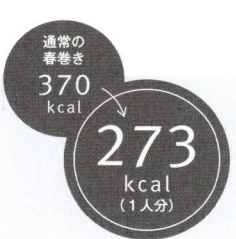

こんにゃくは臭みを取るために、しっかり乾煎りします。

通常の春巻き 370 kcal
→ 273 kcal（1人分）

ごま油を塗ってトースターで焼けば、揚げなくてもおいしい。

→ こんにゃくのエスニック春巻き

材料（2人分）
- こんにゃく……………60g
- ひよこ豆（茹で）………100g
- A
  - 卵………………1/2個
  - 練りごま………小さじ1
  - パセリ（みじん切り）………小さじ1
  - クミンパウダー……小さじ1/2
  - チリパウダー………小さじ1/4
- ミニ春巻きの皮………8枚
- ごま油…………小さじ1
- レモン（くし切り）………2切れ
- イタリアンパセリ………適量

作り方

1. こんにゃくは薄切りにし、フッ素加工のフライパンでしっかり乾煎りする。

2. ひよこ豆、①、Aをブレンダーにかけなめらかにする。

3. 春巻きの皮に②を8等分してのせて巻く。表面にごま油を塗り、オーブンシートを敷いた天板にのせる。予熱したオーブントースターで表面に焦げ目がつくまで約10分焼く。器に盛り、付け合わせを添える。

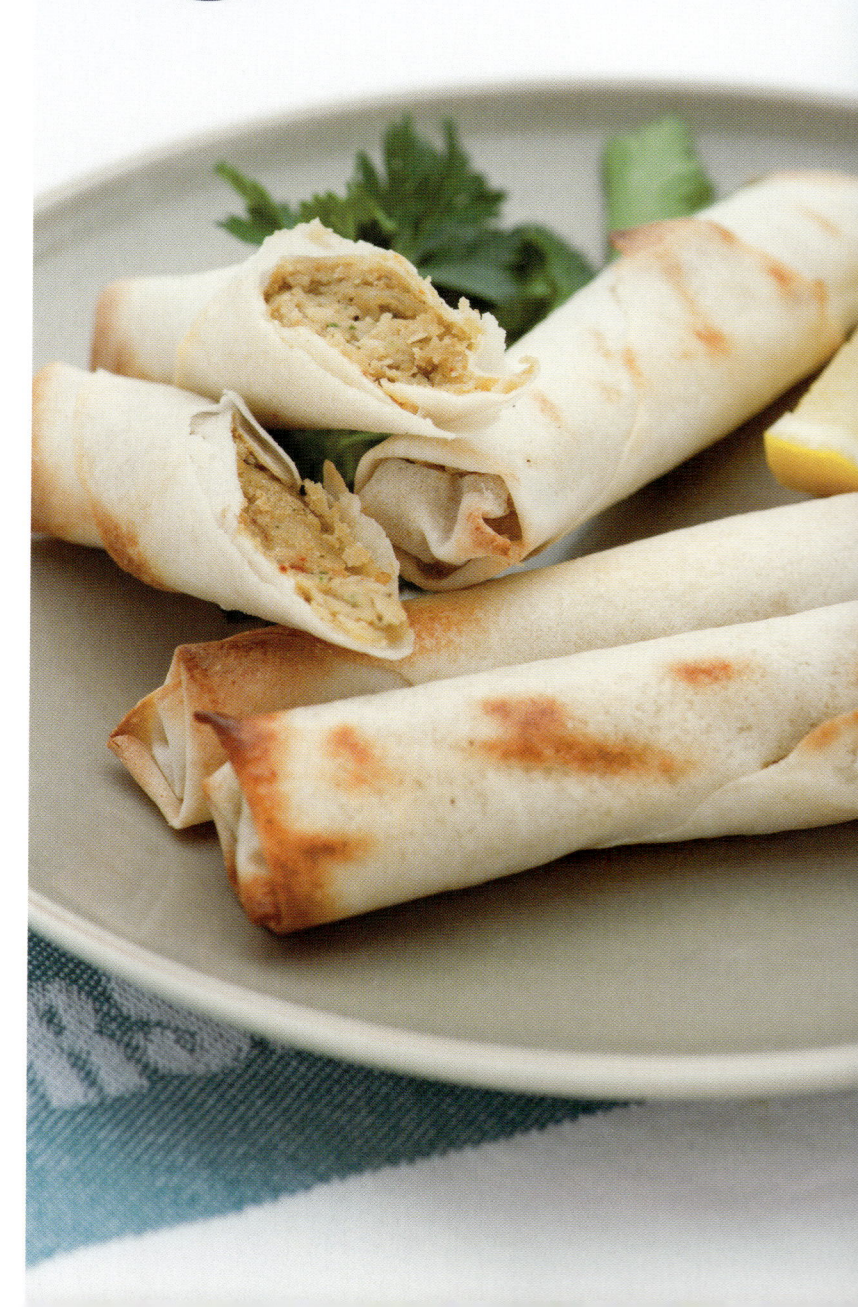

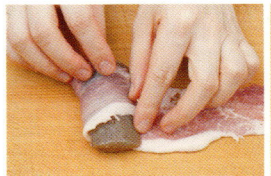

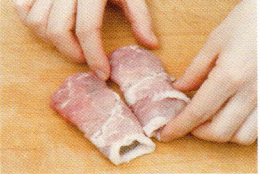

こんにゃくが見えなくなるように、肉で覆って衣をつけます。

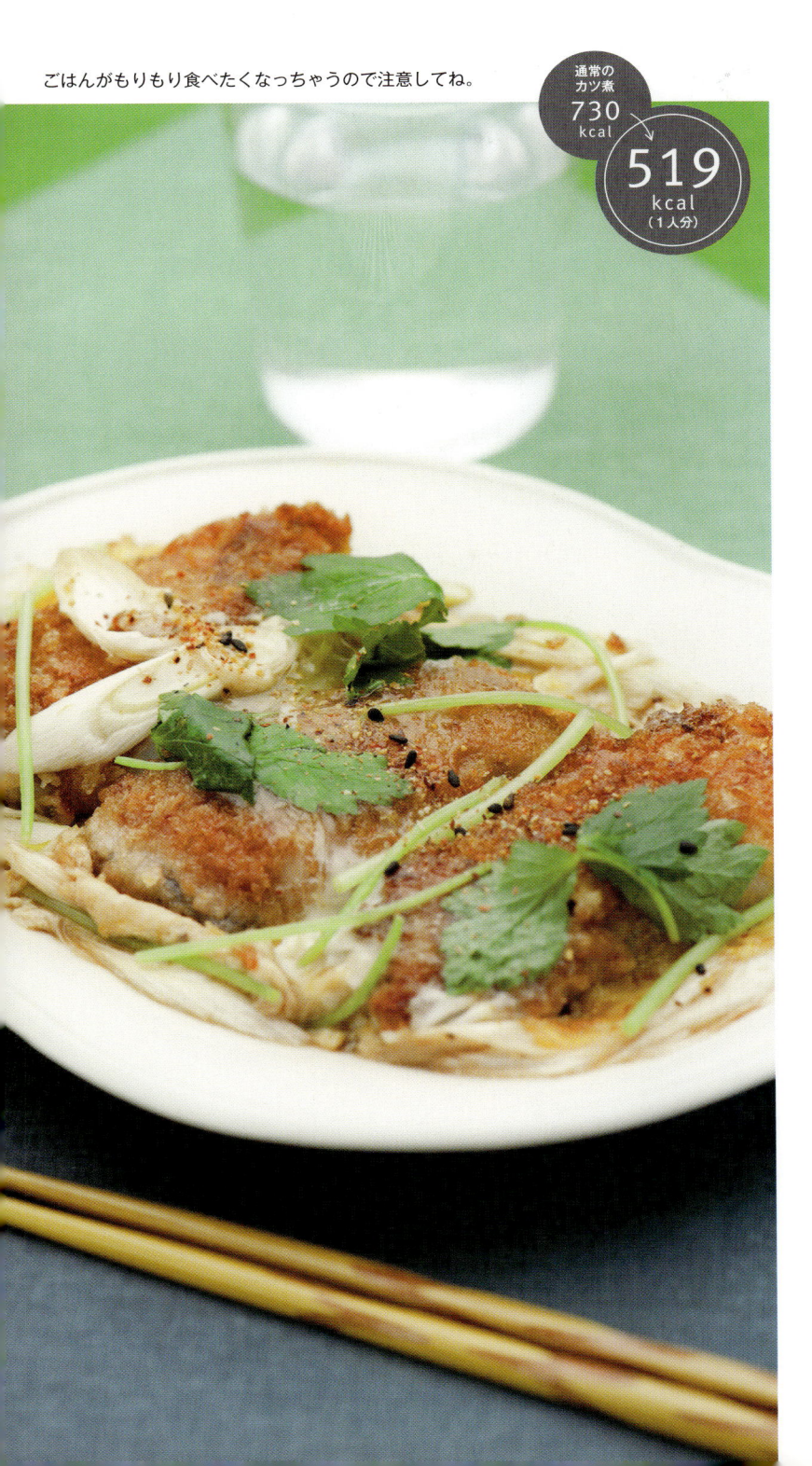

ごはんがもりもり食べたくなっちゃうので注意してね。

通常のカツ煮 730kcal → 519kcal（1人分）

こんにゃくのカツ煮

材料（2人分）

- こんにゃく……………………1枚
- A ┌ しょうゆ……………小さじ2
　　├ みりん………………小さじ2
　　├ 水……………………1/4カップ
　　└ にんにく（すりおろし）
　　　　………………………小さじ1/2
- 豚もも薄切り肉………………6枚
- 片栗粉…………………………大さじ2
- 牛乳……………………………大さじ2
- パン粉…………………………適量
- ごま油…………………………大さじ2
- 長ねぎ…………………………1/2本
- B ┌ だし汁………………1/2カップ
　　├ しょうゆ……………大さじ1
　　└ みりん………………大さじ1
- 卵………………………………2個
- 三つ葉…………………………10本
- 七味唐辛子……………………適量

作り方

1. こんにゃくは1.5cm幅のそぎ切り6枚にする。フッ素加工のフライパンにAとこんにゃくを入れて火にかけ、汁気がなくなるまで煮詰める。
2. 豚肉の上に①をのせてしっかり巻く。
3. 片栗粉と牛乳を混ぜたものに②をくぐらせてから、パン粉を表面にしっかり押し付ける。
4. フッ素加工のフライパンにごま油を熱し、③を全体がきつね色になるまで焼く。
5. 斜め切りした長ねぎ、Bを加える。沸騰したら溶き卵を回し入れ、5cm長さに切った三つ葉を散らす。
6. 卵が半熟状になったら火を止める。器に盛り、七味唐辛子をふる。

Chapter 2 - 低カロリー食材で「かさまし」

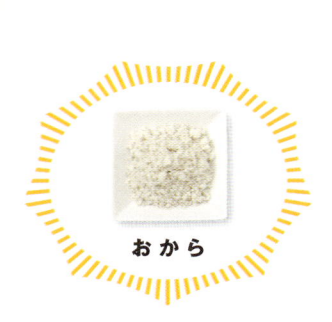

「おから」でかさまし

大豆から豆乳を搾ったあとに残る、"しぼりかす"がおから。
しっとりした質感は他の食材とも馴染みやすいので、かさましに使いやすい。
食物繊維が豊富だから腸内環境を整える力も。ぽっこりおなかも解消！

→ おからナゲット

生姜のかわりに玉ねぎのみじん切りを入れても美味！

通常のナゲット 450 kcal → 297 kcal（1人分）

材料（2人分）
- 鶏むね肉（皮なし）…………100g
- A
  - おから…………………100g
  - じゃがいも（すりおろし）……………1/2個分
  - 片栗粉……………大さじ2
  - 塩……………小さじ2/3
  - 生姜（すりおろし）…小さじ1
- オリーブオイル………………適量

（ソース）
- 中濃ソース……………大さじ1
- トマト水煮（カットタイプ）……………大さじ2
- 砂糖……………小さじ1

作り方

1. 鶏むね肉は包丁でたたいて粗いみじん切りにする。
2. ボウルに①、Aを入れてよく混ぜナゲット型に成形する。
3. オリーブオイルをフライパンに1cmの深さまで入れて熱する。170℃になったところで②を入れ、きつね色になるまで揚げ焼きする。揚がったらキッチンペーパーに取り、油をよく切る。
4. ソースの材料を小鍋で熱し、とろみがついたら火からおろす。
5. 器に③を盛り、④を添える。

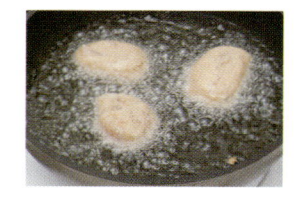

衣をつけずに揚げるので、油をさほど吸わないのにおいしい。

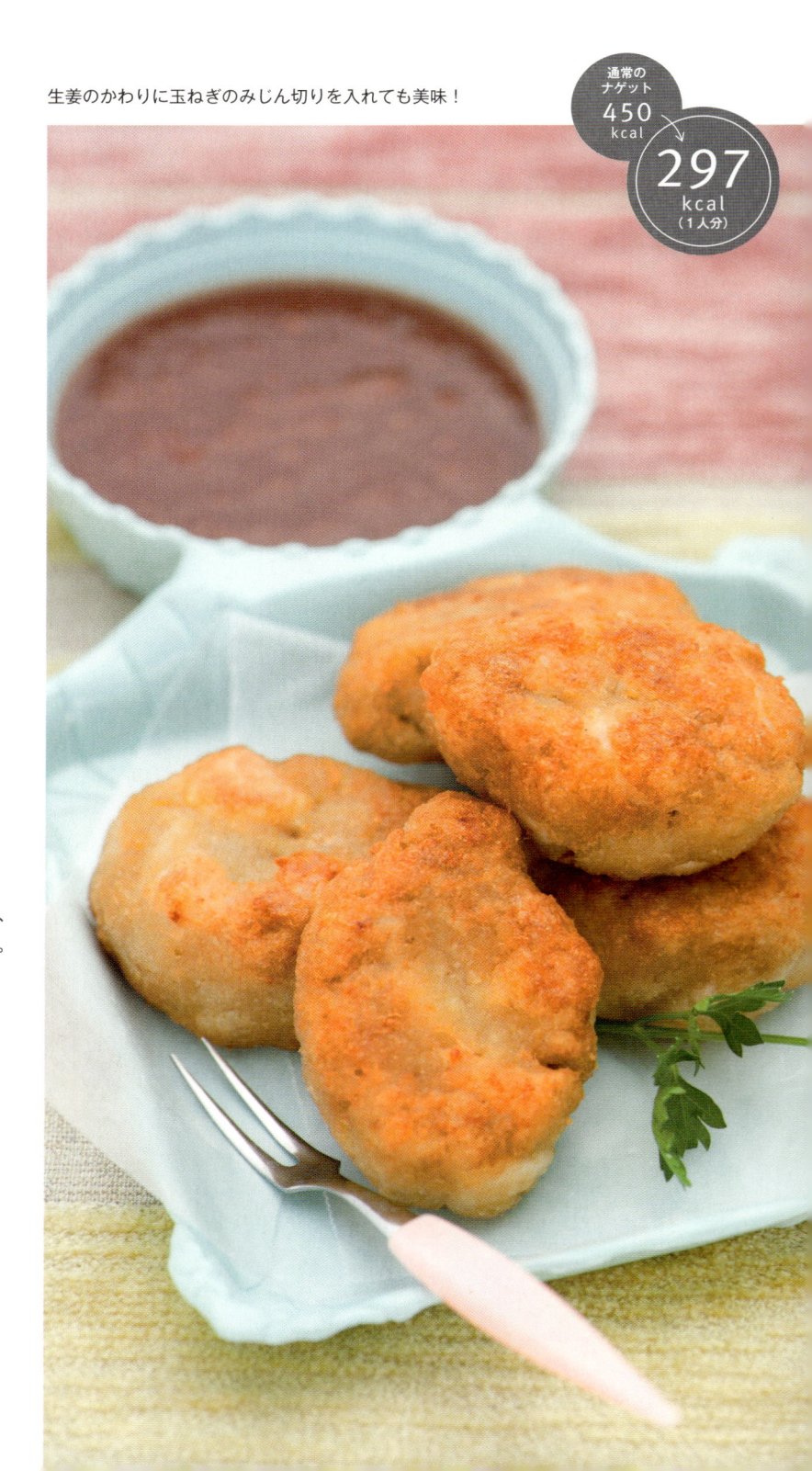

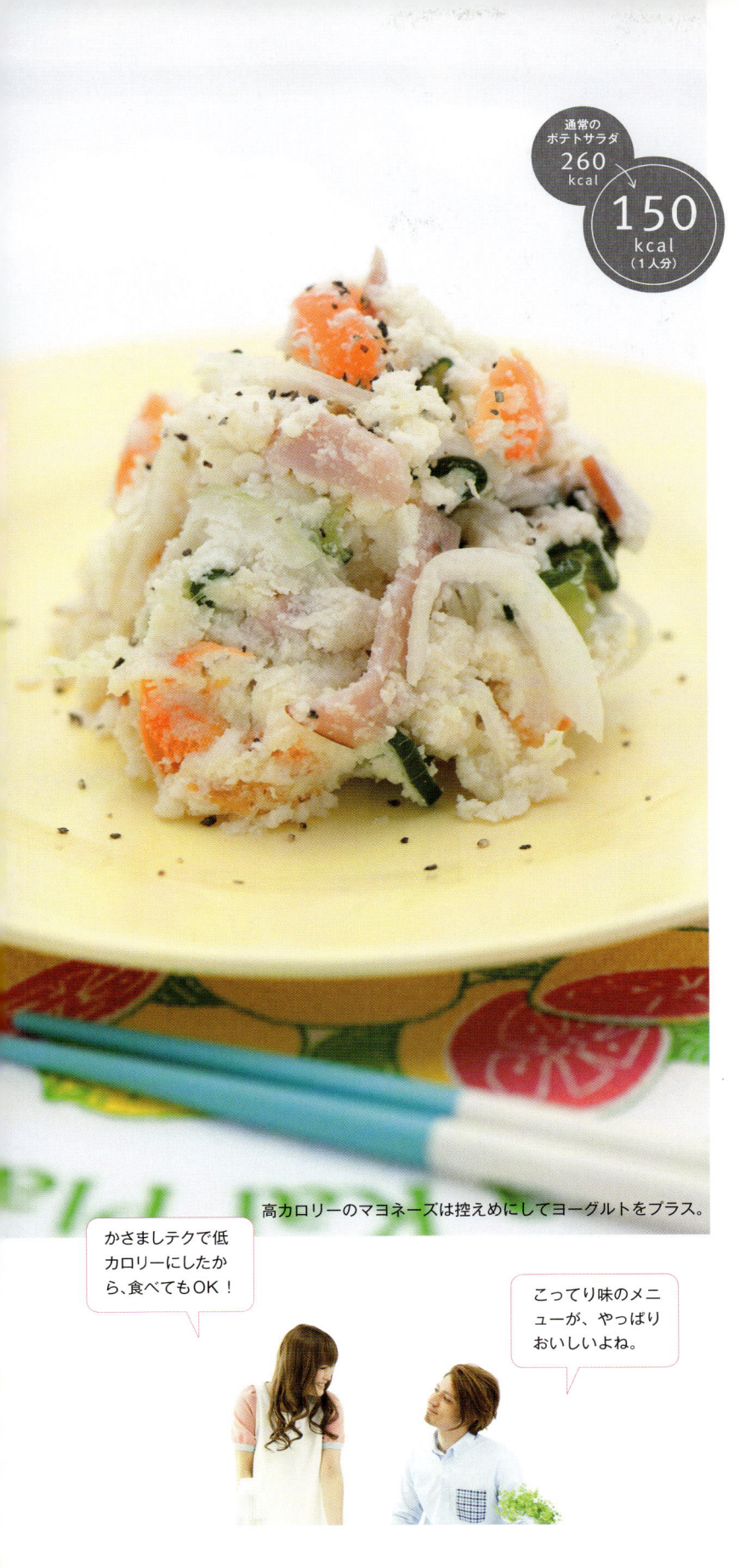

通常の
ポテトサラダ
260 kcal
↓
150 kcal
(1人分)

おから ポテトサラダ

材料（2人分）

おから	50g
じゃがいも	1個
にんじん	1/4本
きゅうり	1/2本
塩	小さじ1/8
玉ねぎ	1/4個
ハム	1枚
A プレーンヨーグルト	大さじ3
マヨネーズ	小さじ2
レモン汁	小さじ1
塩	小さじ1/3
こしょう	適量

作り方

1. おからは平たい耐熱容器に入れ、表面を平らにならして電子レンジで約3分加熱する。
2. じゃがいもとにんじんは皮をむいてラップに包み、電子レンジで約5～7分加熱する。にんじんを半月切りにする。
3. きゅうりは小口切りにして塩揉みし、玉ねぎは薄切り、ハムは1cm幅に切る。
4. ボウルに②のじゃがいもを入れ、マッシャー等でつぶす。①、②のにんじん、③、Aを加えて全体を混ぜ合わせ、器に盛る。

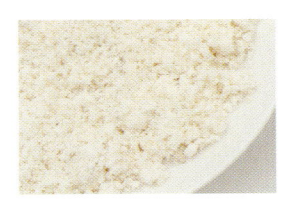

高カロリーのマヨネーズは控えめにしてヨーグルトをプラス。

おからはラップをせずに電子レンジで加熱し、水分をとばす。

かさましテクで低カロリーにしたから、食べてもOK！

こってり味のメニューが、やっぱりおいしいよね。

Chapter 2 - 低カロリー食材で「かさまし」

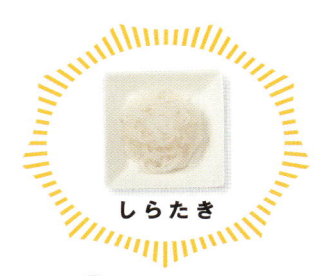

「しらたき」でかさまし

前作でカルボナーラに使って、大好評を得たのがこのしらたき。
麺と一緒に炒めて良し、ごはんと炊き込んでも良し。
しっかり炒めて、臭みを取るのがおいしく仕上げるコツです。

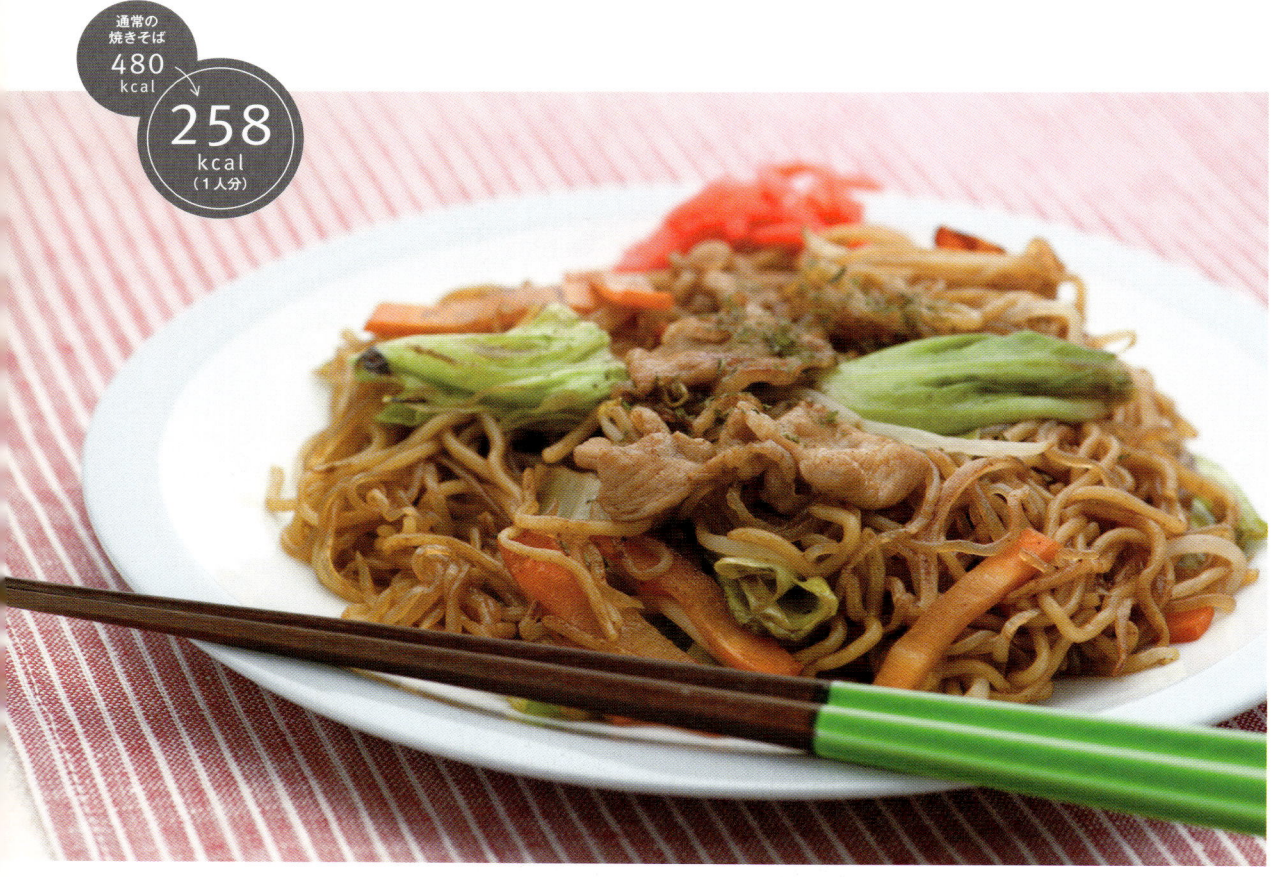

しらたき

通常の焼きそば 480 kcal → **258 kcal**（1人分）

しらたきは肉、野菜と一緒によく炒め、味をからませます。

↑ しらたき入り焼きそば

材料（2人分）

- しらたき……………………250g
- キャベツ………………………1枚
- にんじん……………………1/4本
- もやし………………………1/2袋
- ごま油………………………小さじ1
- 豚もも薄切り肉………………2枚
- 焼きそば麺…………1玉（150g）
- A ┌ ウスターソース………大さじ2
  │ オイスターソース……大さじ1
  └ しょうゆ………………大さじ1
- 青のり…………………………適量
- 紅生姜…………………………適量

作り方

1. しらたきは水洗いしてザルにあげ、食べやすい長さに切る。
2. キャベツはざく切り、にんじんは1cmの細切り、もやしは洗って水気を切る。
3. フッ素加工のフライパンを熱し、①を入れて乾煎りする。
4. ③のフライパンの端にしらたきを寄せ、空いたところにごま油、3cmほどに切った豚肉を入れて炒める。豚肉の表面の色が変わったら②を加え、さらに炒める。野菜に火が通ったら焼きそば麺をほぐしながら加える。Aを回し入れ、全体をよく混ぜ合わせる。
5. 器に盛り、青のりをふり、紅生姜を添える。

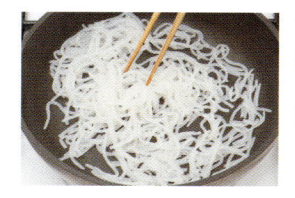

キュッキュッと音がするまで炒めて、水分と臭みを取る。

通常のビビンパ
680 kcal
→ 357 kcal (1人分)

しらたき入りごはんのビビンパ

材料（2人分）

[しらたきのナムル]
- しらたき……………………100g
- だし汁………………………大さじ1
- しょうゆ……………………小さじ2
- 砂糖…………………………小さじ2
- 白すりごま…………………小さじ1

[きゅうりのナムル]
- きゅうり……………………1本
- 塩……………………………小さじ1/4
- にんにく（すりおろし）小さじ1/4
- 白すりごま…………………小さじ1/2
- ごま油………………………小さじ1/2

[にんじんのナムル]
- にんじん……………………1/3本
- 塩……………………………小さじ1/4
- 砂糖…………………………小さじ1/2
- 白すりごま…………………小さじ1/2

[豆もやしのナムル]
- 豆もやし……………………1/2袋
- 塩……………………………小さじ1/4
- 白すりごま…………………小さじ1/2
- ごま油………………………小さじ1/2

[錦糸卵]
- 卵……………………………1個
- 塩……………………………小さじ1/10

- しらたき入りごはん…………300g
  （※作り方はp19にあります）
- コチュジャン………………小さじ2
- 糸唐辛子……………………適宜

> 麺にもごはんにも合うしらたきは優秀なかさまし食材。

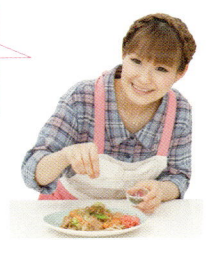

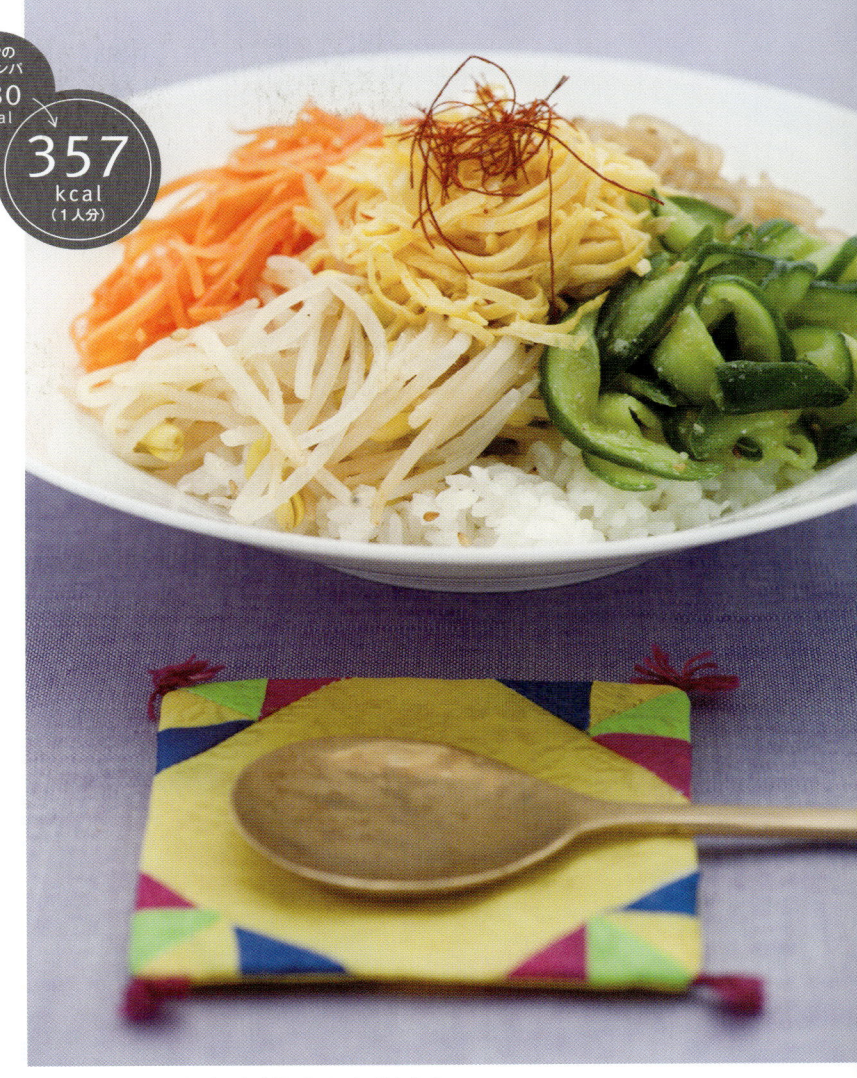

たっぷりのナムルとごはんを混ぜていただきます。

作り方

1. しらたきのナムルを作る。しらたきは水切りし、食べやすい長さに切る。フッ素加工のフライパンで乾煎りし、だし、しょうゆ、砂糖を加えて水気がなくなるまで炒め、仕上げにすりごまを混ぜる。

2. きゅうりのナムルを作る。きゅうりは縦半分に切って斜め切りにし、塩で揉む。水分が出ていたら手で軽く絞り、にんにく、すりごま、ごま油を混ぜる。

3. にんじんのナムルを作る。にんじんは皮をむいて斜め切りにし、2mm幅の千切りにする。ラップで包み電子レンジで約1分加熱し、塩、砂糖、すりごまを混ぜる。

4. 豆もやしのナムルを作る。豆もやしは水洗いしてラップに包み、電子レンジで約1分加熱する。塩、すりごま、ごま油を混ぜる。

5. 錦糸卵を作る。ボウルに卵、塩を入れてよく溶きほぐす。フッ素加工のフライパンを火にかけ、卵液を流し入れる。ふちが乾いてきたら裏返して火を止め、細切りにする。

6. 器にしらたきごはんを盛り、①～⑤をきれいにのせる。コチュジャンとあれば糸唐辛子を飾る。食べるときは全体をよく混ぜて食べる。

Chapter 2 - 低カロリー食材で「かさまし」

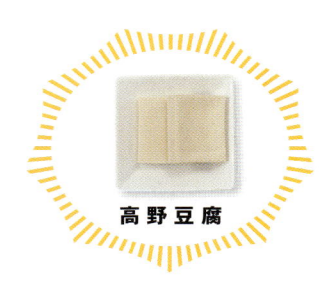

「高野豆腐」でかさまし

高野豆腐

良質なタンパク質やミネラル、ビタミン、食物繊維が豊富な乾物は、よく噛んで食べることで、満腹感が得られるところも◎。今回はお肉の代わりに使ってみました。こってりな味付けと相性良し！

▶ 高野豆腐のトンカツ

通常のトンカツ 640 kcal → 541 kcal（1人分）

がっつり食べたいときにぴったり。このボリューム、見て！

材料（2人分）

高野豆腐	2枚
A　だし汁	1カップ
しょうゆ	小さじ1と1/2
みりん	小さじ1
豚もも薄切り肉	6枚
片栗粉	適量
溶き卵	1個
水	大さじ1
パン粉（細かいタイプ）	適量
揚げ油	適量
中濃ソース	大さじ2
練り辛子	適量
ルッコラ	40g
ラディッシュ（薄切り）	2個分
レモン（くし切り）	2切れ

作り方

1. 高野豆腐は水で戻し、水気をしっかり絞る。
2. 鍋にAと①を入れて火にかけ、汁気がなくなるまで煮る。
3. 豚薄切り肉3枚で②の1枚を巻く。片栗粉をはたき、溶き卵と水を合わせたものにくぐらせ、パン粉を全面にしっかりつける。
4. 揚げ油をフライパンに1cmほど入れ、170℃に熱する。③を入れてきつね色になるまで揚げ焼きする。キッチンペーパーに取り、油をよく切る。
5. 食べやすい大きさに切り、器に盛って付け合わせとソース、練り辛子を添える。

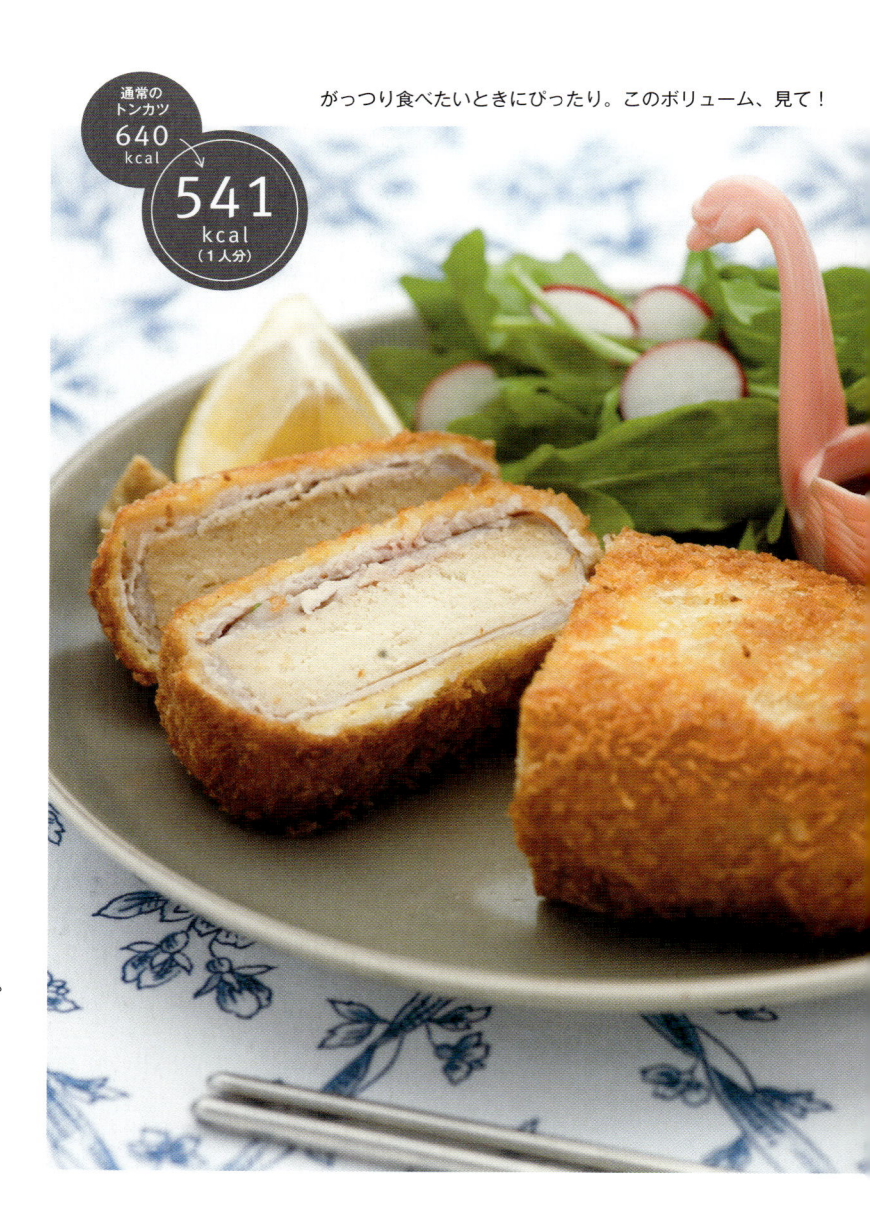

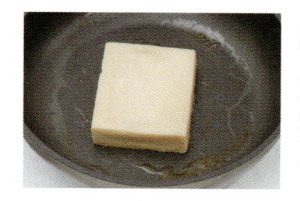

汁気がなくなるまで煮て、だしの味をしみ込ませるのがコツ。

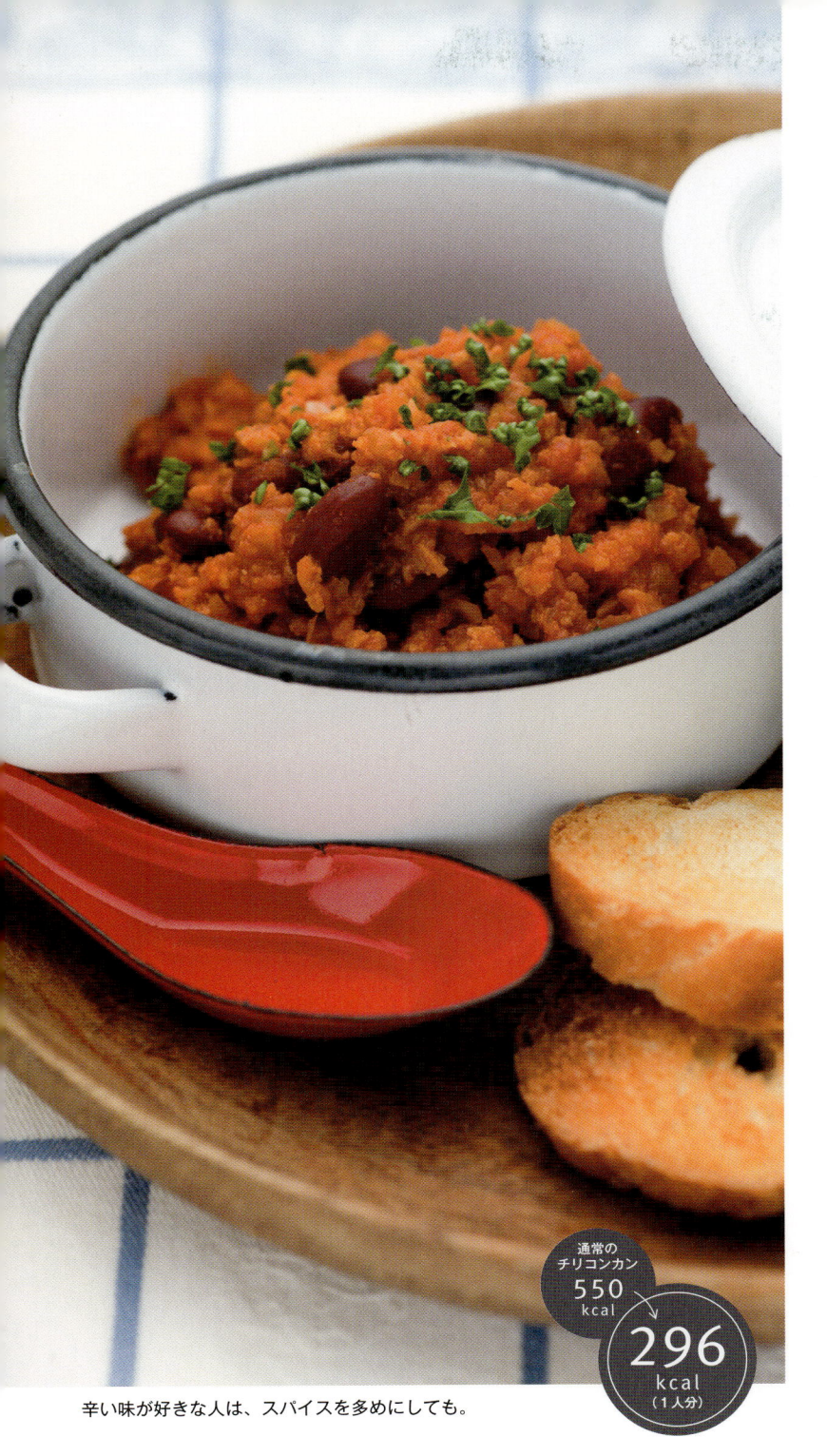

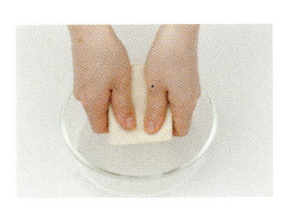

高野豆腐のチリコンカン

材料（2人分）

高野豆腐……………………1枚
A ┌ にんにく………………1かけ
　├ 玉ねぎ…………………1/3個
　├ にんじん………………1/4本
　├ セロリ…………………1/6本
　└ 赤パプリカ……………1/4個
オリーブオイル……………小さじ1
キドニービーンズ（茹で）
　…………………………1カップ
B ┌ トマト水煮（カットタイプ）
　│　………………………1/2缶
　├ ウスターソース………大さじ1
　├ コンソメ………………1個
　├ 水………………………カップ1/2
　├ 塩………………………小さじ1/2
　├ 砂糖……………………小さじ1
　├ チリパウダー…………小さじ1/2
　│　（なければ一味唐辛子
　│　……………………小さじ1/4）
　├ パプリカパウダー……大さじ2
　│　（なければカレー粉小さじ2）
　└ こしょう………………小さじ1/4
パセリ（みじん切り）……小さじ2
バゲット……………………薄切り2枚

作り方

1. 高野豆腐は水で戻し、水気をしっかり切る。
2. ①とAをブレンダーに入れ、みじん切りにする（包丁でみじん切りにしてもよい）。
3. フッ素加工のフライパンにオリーブオイルを熱し、②を加えて炒める。玉ねぎが半透明になったら、キドニービーンズ、Bを加え中火で汁気がなくなるまで約20分煮込む。
4. 器に盛ってパセリを散らし、トーストしたバゲットを添える。

通常のチリコンカン 550 kcal → 296 kcal（1人分）

辛い味が好きな人は、スパイスを多めにしても。

高野豆腐はギューッと絞り、パサパサになるまで水気を抜く。

Chapter 2 - 低カロリー食材で「かさまし」

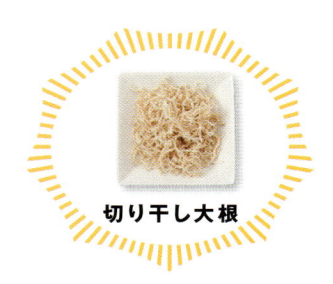

「切り干し大根」でかさまし

大根のおいしさがぎゅーっと詰まった切り干し大根は、噛めば噛むほど甘みや旨味が味わえる上、胃の中でふくれる満腹食材。コリコリとした歯ごたえも、食感に変化があって楽しいです。

切り干し大根

→ 切り干し大根とたけのこの混ぜ寿司

通常のかやく飯 500kcal → 219kcal（1人分）

青じそや白ごまの風味が、酢飯によく合います。

材料（2人分）

- 切り干し大根（乾燥）………10g
- たけのこ水煮……………1本分
- ごま油………………小さじ1
- きゅうり………………1本
- 塩………………小さじ1/3
- 青じそ………………4枚
- しらす………………大さじ2
- 白ごま………………小さじ2
- ごはん………………150g
- A ┌ しょうゆ………大さじ1
-   │ 酢………………小さじ2
-   └ 砂糖……………小さじ1
- 白ごま………………小さじ1

作り方

1. 切り干し大根は水で戻し、絞って水気を切る。たけのこ水煮は薄切りにする。
2. フッ素加工のフライパンにごま油を熱し、①を入れて切り干し大根の水気がなくなるまでよく炒める。
3. きゅうりは小口切りにして塩で揉み、水気を絞る。青じそは千切りにする。
4. ボウルに②、③、しらす、白ごま、ごはん、Aを入れてしゃもじでさっくり混ぜ合わせる。器に盛り、白ごまをふる。

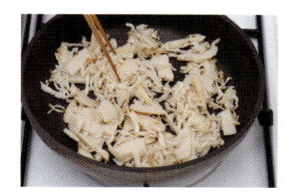

味を凝縮させるため、焦げる一歩手前までしっかり炒める。

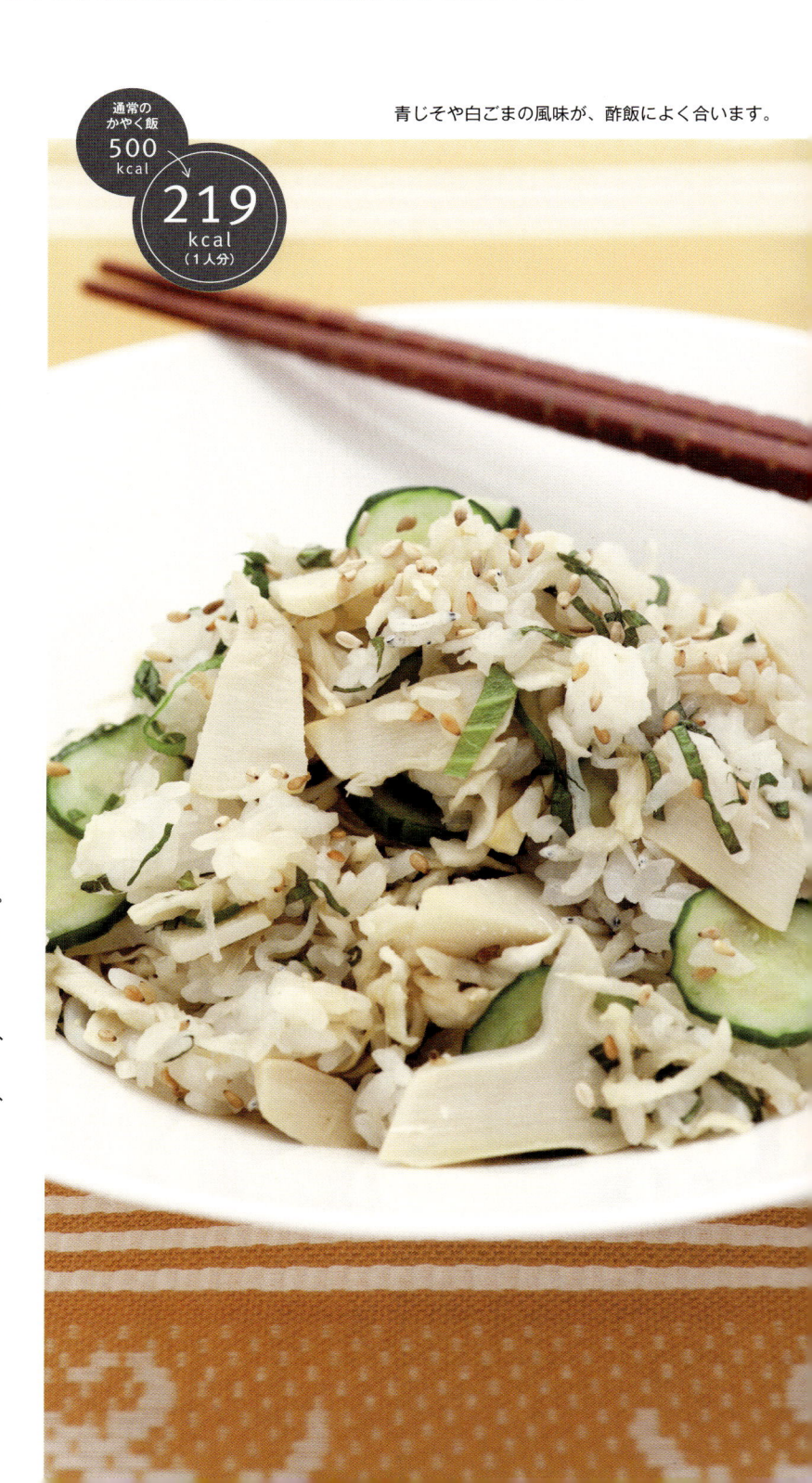

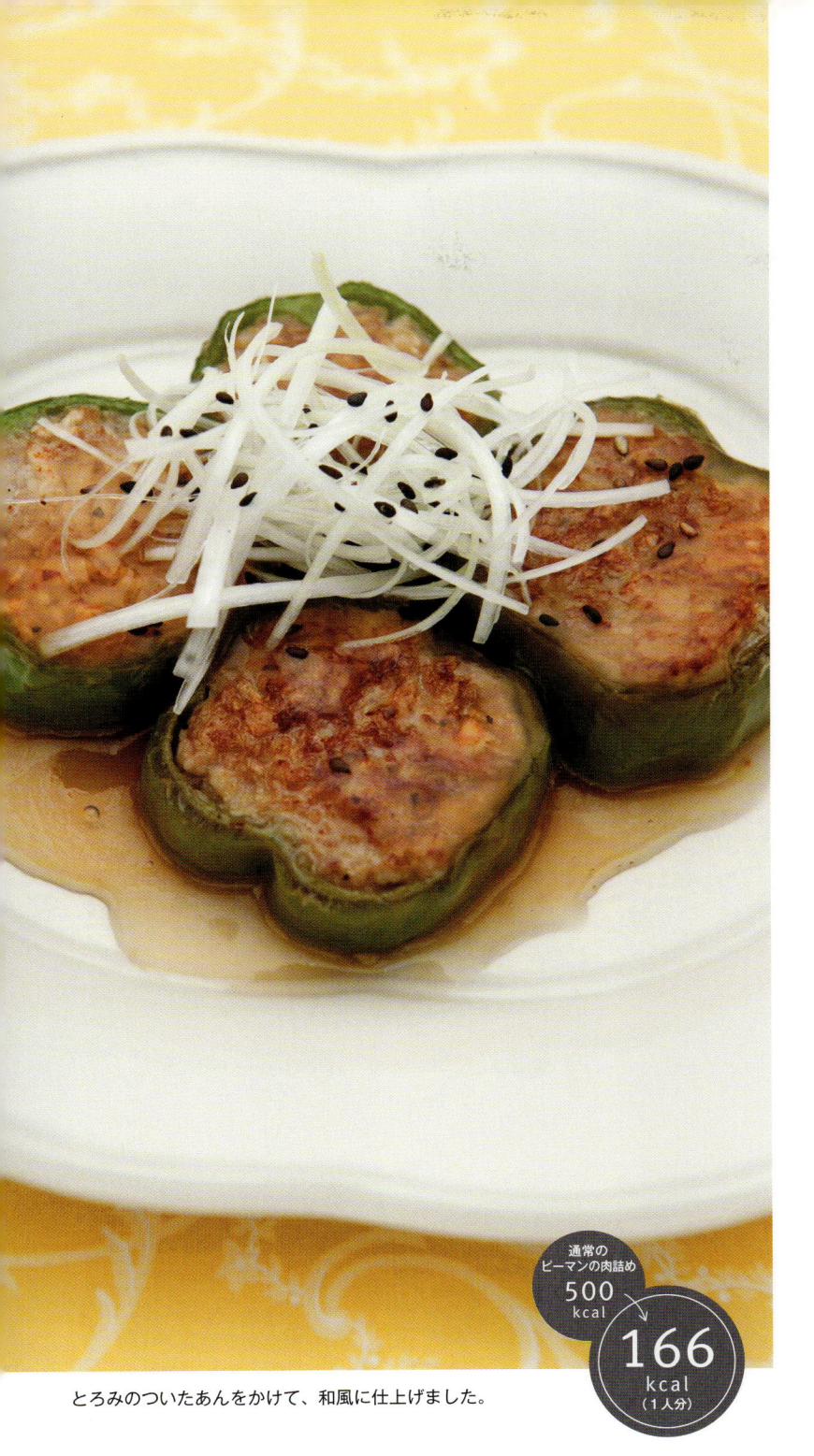

切り干し入り ピーマンの肉詰め

材料（2人分）

- 切り干し大根（乾燥）………15g
- ピーマン………………………4個
- 豚ひき肉………………………60g
- パン粉…………………………大さじ1
- 牛乳……………………………大さじ1
- 塩………………………………小さじ1/5
- こしょう………………………適量
- 片栗粉…………………………適量
- ごま油…………………………小さじ1
- A
  - だし汁………………1/2カップ
  - しょうゆ……………小さじ2
  - みりん………………小さじ2
  - 酒……………………小さじ1
  - 粉山椒………………少々
  - 水溶き片栗粉
    （片栗粉、水……各小さじ1）
- 長ねぎ（白い部分）………1/3本分
- 黒ごま…………………………適量

作り方

1. 切り干し大根は水で戻し、絞ってみじん切りにする。ピーマンはヘタの部分を除き、中の種とワタを取る。

2. ボウルに①の切り干し大根、ひき肉、パン粉、牛乳、塩、こしょうを入れて、手でよく練り合わせる。

3. ピーマンの内側に片栗粉をはたき、余分な粉は除く。②を内側に詰め、横に3〜4等分に切る。

4. フッ素加工のフライパンにごま油をひき、③を並べて両面に焦げ目がつくまで焼く。

5. 弱火にして、合わせたAを加え、とろみがついたら火を止める。器に盛り、細切りにしたねぎと黒ごまを散らす。

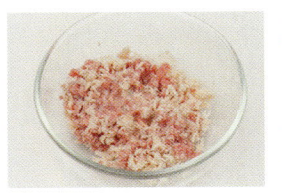

通常のピーマンの肉詰め 500kcal → 166kcal（1人分）

とろみのついたあんをかけて、和風に仕上げました。

切り干し大根とひき肉は、1対1くらいの割合。よく練って。

Chapter 2 - 低カロリー食材で「かさまし」　67

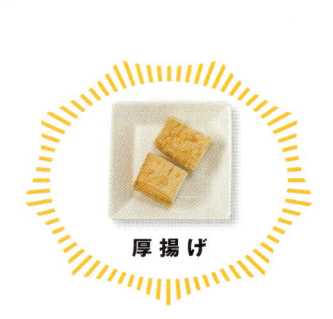

「厚揚げ」でかさまし

豆腐を揚げた食材である厚揚げを、うなぎの蒲焼き風にアレンジ。こってりした味付けとの相性の良さに、わたしもびっくりしました。よりカロリーを減らしたい人は、一度湯通しするのもオススメ。

通常のうな丼の半分近くまでカロリーダウンできました。

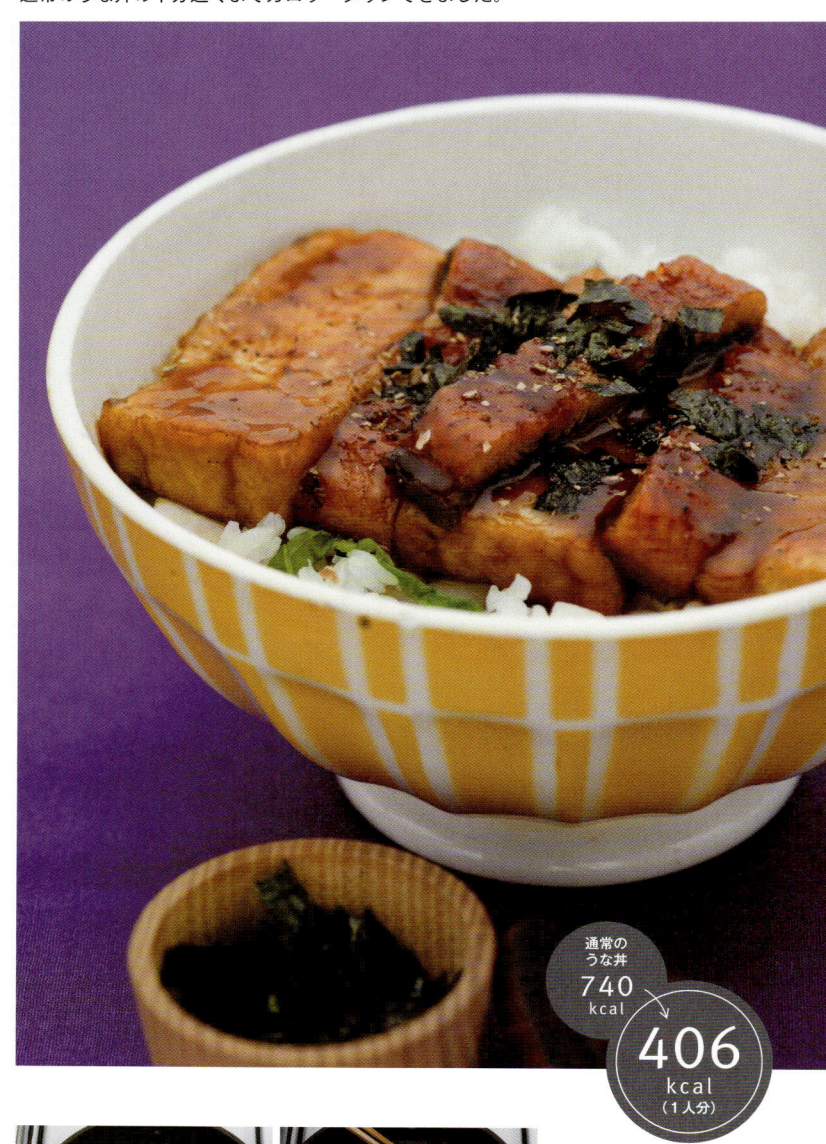

厚揚げのうな丼

材料（2人分）

厚揚げ	1/2枚
片栗粉	小さじ1
うなぎの蒲焼き（市販）	1/3串(50g)
A　うなぎのタレ（市販）	大さじ3
水	1/4カップ
かぶ	小1個
かぶの葉	小1個分
しらたき入りごはん	300g
（※作り方はp19にあります）	
粉山椒	適宜
もみのり	適宜

作り方

1. 厚揚げは1cm幅に切り、片栗粉をまぶす。フッ素加工のフライパンを熱し、両面に焼き色がつくまで焼く。
2. うなぎの蒲焼きは1cm幅に切り、①に加えて片面を焼く。Aを加え、厚揚げと蒲焼きに煮汁をからめながら煮詰める。
3. かぶはよく洗って皮ごと5mm角に切る。葉は小口切りにする。ラップに包み、電子レンジで約1分半加熱し、ごはんに加えて混ぜ合わせる。
4. 丼に③を盛る。②を上に並べて煮汁をかけ、好みで粉山椒、のりを散らす。

通常のうな丼 740kcal → 406kcal（1人分）

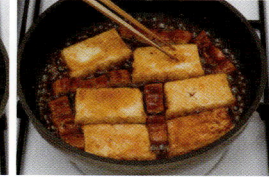

厚揚げに片栗粉をまぶしてから、焼き色がつくまで加熱する。煮汁を加えたら、よく味をからませながら煮詰める。

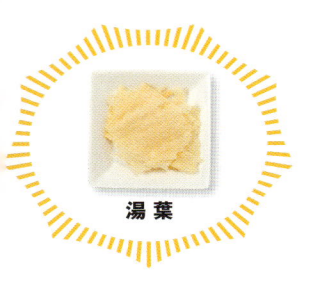

「湯葉」でかさまし

豆乳を温めたとき表面にできる膜が湯葉。たんぱく質がたっぷりで基礎代謝をアップさせ、中性脂肪を排除する力が優れています。今回はモツに見立てて、味噌煮込みに。噛みごたえもモツみたい！

こんにゃくはスプーンでちぎると、味がしみ込みやすくなります。

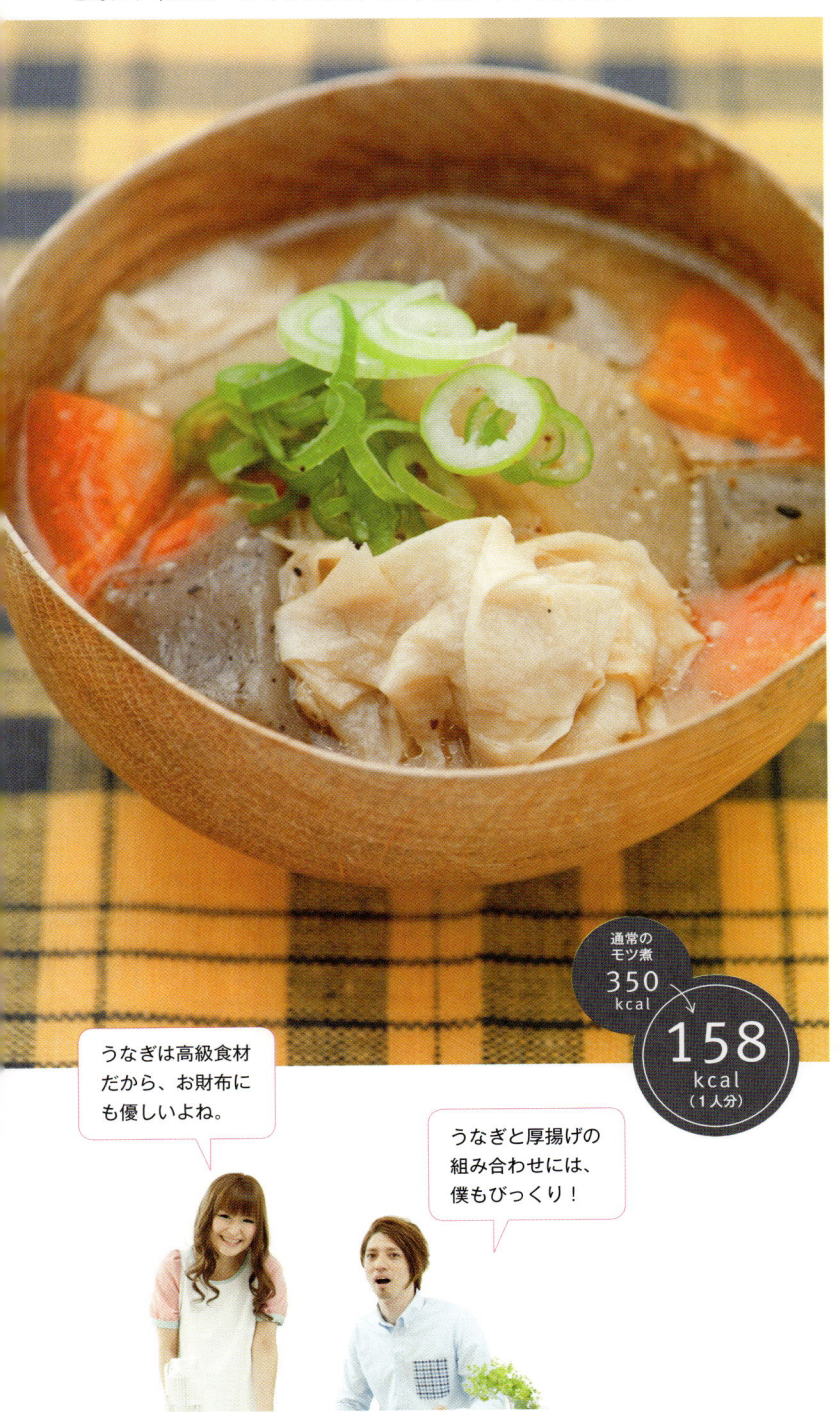

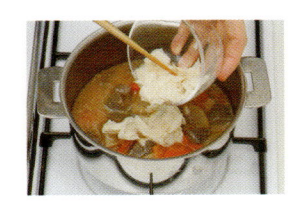

湯葉は独特の歯ごたえを残すために、一番最後に加える。

湯葉のモツ風煮込み

材料（2人分）

- 湯葉（乾燥）……………20g
- 大根………………………5cm分
- にんじん…………………1/2本
- こんにゃく………………1/2枚
- にんにく（みじん切り）…1かけ分
- 生姜（みじん切り）………1かけ分
- ごま油……………………小さじ1
- A ┌ だし汁……………1カップ
　 │ 味噌………………大さじ2
　 │ しょうゆ…………小さじ1
　 └ みりん……………小さじ1
- 長ねぎ（小口切り）………大さじ2
- 七味唐辛子………………適量

作り方

1. 湯葉は食べやすい大きさに割って湯で戻し、水気を切っておく。
2. 大根、にんじんはいちょう切り、こんにゃくはスプーンで一口大にちぎる。
3. 鍋にごま油を熱し、②、にんにく、生姜を入れて炒める。全体に油が回ったらAを加え、弱火で約15分煮込む。
4. ③に①を加えてさらに5分煮、器に盛る。長ねぎと七味唐辛子を散らす。

通常のモツ煮 350kcal → 158kcal（1人分）

> うなぎは高級食材だから、お財布にも優しいよね。

> うなぎと厚揚げの組み合わせには、僕もびっくり！

Chapter 2 - 低カロリー食材で「かさまし」

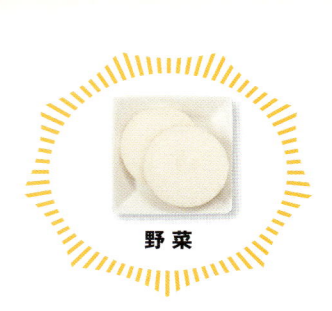

「野菜」でかさまし

わたしは、どんな料理にもたっぷり野菜を使うのが好き。
この大根の釜飯はきのこと一緒に炊くので、かさまし素材である
大根にしっかりと味がしみて、とってもおいしくなるんですよ。

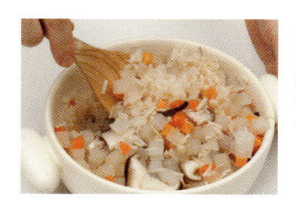

野菜

中にこもっていた蒸気を均一にするため、全体を混ぜる。

通常の五目炊きこみごはん
500 kcal
↓
222 kcal
(1人分)

→ **大根の釜飯**

材料（2人分）
- 米……………………1合（180ml）
- だし汁…………………3/4カップ
- 大根 ……………………… 6cm分
- にんじん………………… 1/5本
- しいたけ………………… 1個
- えのきだけ……………1/3パック
- 絹さや…………………… 6枚
- A ┌ しょうゆ…………大さじ1
- 　├ みりん……………大さじ1
- 　└ 塩………………小さじ1

作り方

1. 米は洗ってザルにあげ、水気を切る。土鍋に米とだし汁を入れて1時間浸水させる。

2. 大根、にんじんは1cm角に切る。しいたけは薄切り、えのきだけは1cm長さに切る。

3. 絹さやは茹でて、斜め千切りにする。

4. ①の土鍋に②、Aを加え、蓋をして中火にかける。10分程度で沸騰してきたら弱火にしてさらに15分加熱する。

5. 火を止めて10分蒸らす。蓋を開け、鍋肌に沿ってしゃもじを入れて全体をさっくり混ぜる。器に盛り、③を散らす。

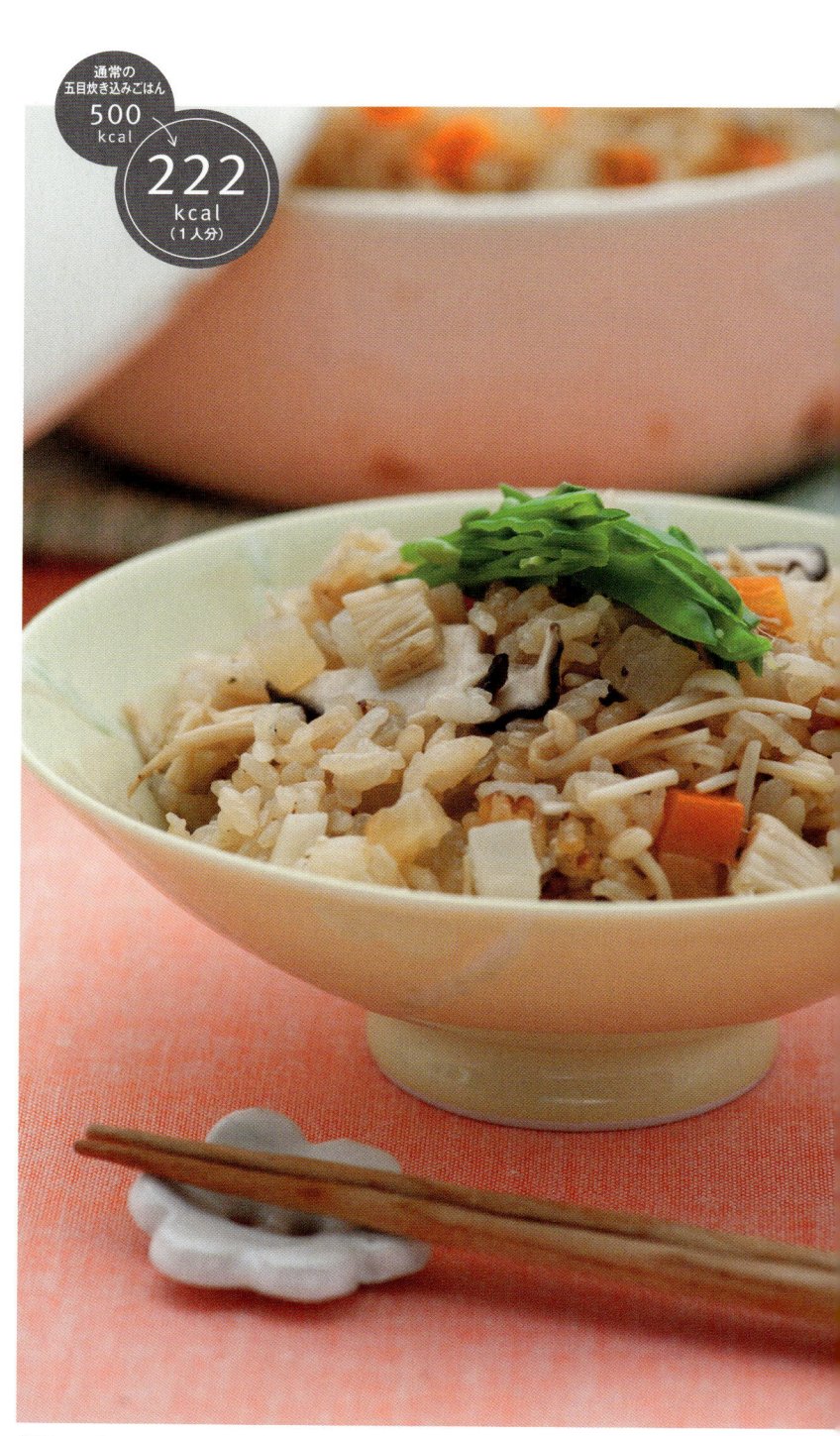

釜飯用の小さなお釜を持ってる人は、それを使うとより気分が出ます！

Chapter 3
もりもり食べたい野菜の料理

野菜ソムリエの真骨頂！ 大好きな野菜を
メインにも副菜にもたっぷり使います。

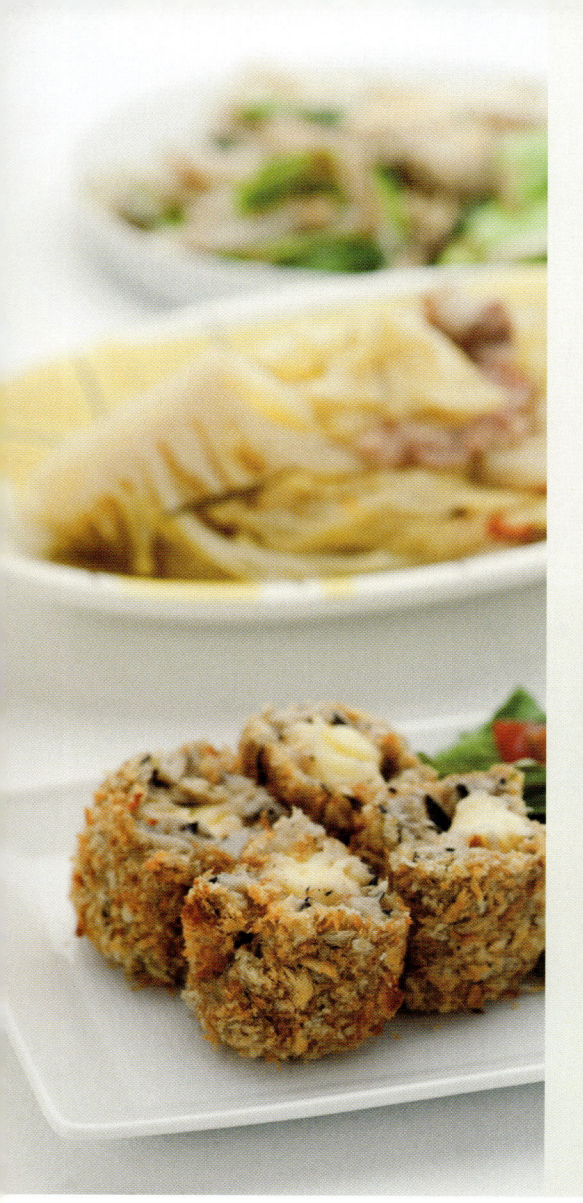

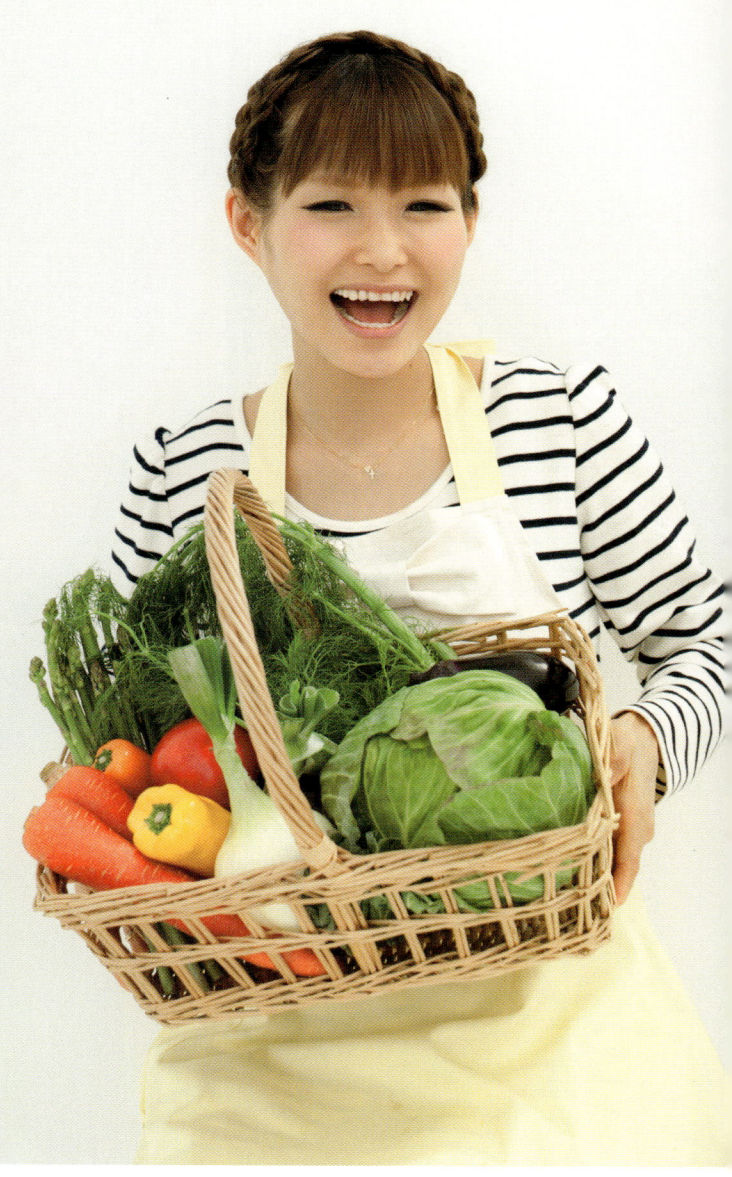

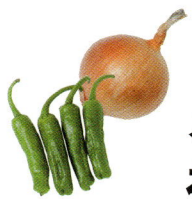

メインのおかずにも野菜をたくさん！
おつまみになるレシピもあります。

彼のダイエットのために野菜の勉強を始めたわたしですが、知れば知るほど、痩せるのにこんなに効果的な食材はないって思います。今回は主菜にもなる、ボリューム系のレシピもご紹介。どれも簡単です！

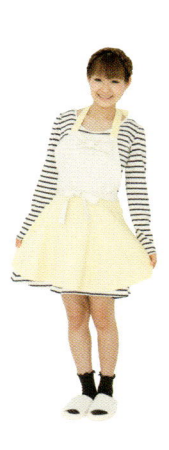

★料理のカロリーは、すべて1人分です。

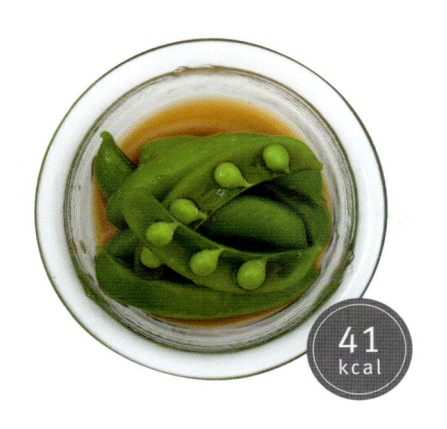

ミニトマトのおかか炒め

材料（2人分）
ミニトマト…………10個
オリーブオイル……小さじ1
しょうゆ…………小さじ1
かつお節……1パック（5g）

作り方
1 ミニトマトのヘタを取る。
2 フッ素加工のフライパンにオリーブオイルを熱し、①を入れて炒める。皮に裂け目が入ったらしょうゆ、かつお節を回しかけ、よく混ぜ合わせる。

41 kcal

44 kcal

スナップえんどうのわさび和え

材料（2人分）
スナップえんどう……14本
A ┌ しょうゆ
　│　………小さじ1と1/2
　│ 練りわさび…小さじ1/2
　│ だし汁…………小さじ1
　└ みりん………小さじ1/2

作り方
1 スナップえんどうは筋を取り、沸騰した湯でさっと茹で、ざるにあげて水気を切る。
2 合わせたAに①を加えて、和える。

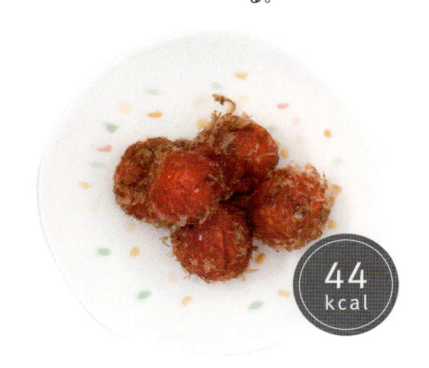

**メインのおかずにも小さな副菜にも野菜たっぷり。
お酒好きな彼のおつまみとしてもよく作ります。**

キャベツのミルフィーユ

材料（2人分）
キャベツ………………1/2個
じゃがいも………………1個
にんじん………………1/4個
豚もも薄切り……………4枚
A ┌ 塩……………小さじ1/8
　│ こしょう……………適量
　│ 白ワイン………1/4カップ
　│ コンソメ…………1/2個
　│ 湯………………1カップ
　└ ローズマリー（あれば）
　　　…………………適量
黒こしょう………………適量
フレンチマスタード……小さじ4

作り方
1 キャベツは縦に2等分にする。
2 じゃがいも、にんじんは皮をむいて薄切りにする。豚もも肉は5cm長さに切る。
3 ①の葉の間に、②を挟む。
4 鍋にAを入れて煮立てる。煮立ったら火を弱めて③を入れ、蓋をして弱火で約30分煮込む。
5 器に盛り、黒こしょうをふる。フレンチマスタードを添える。

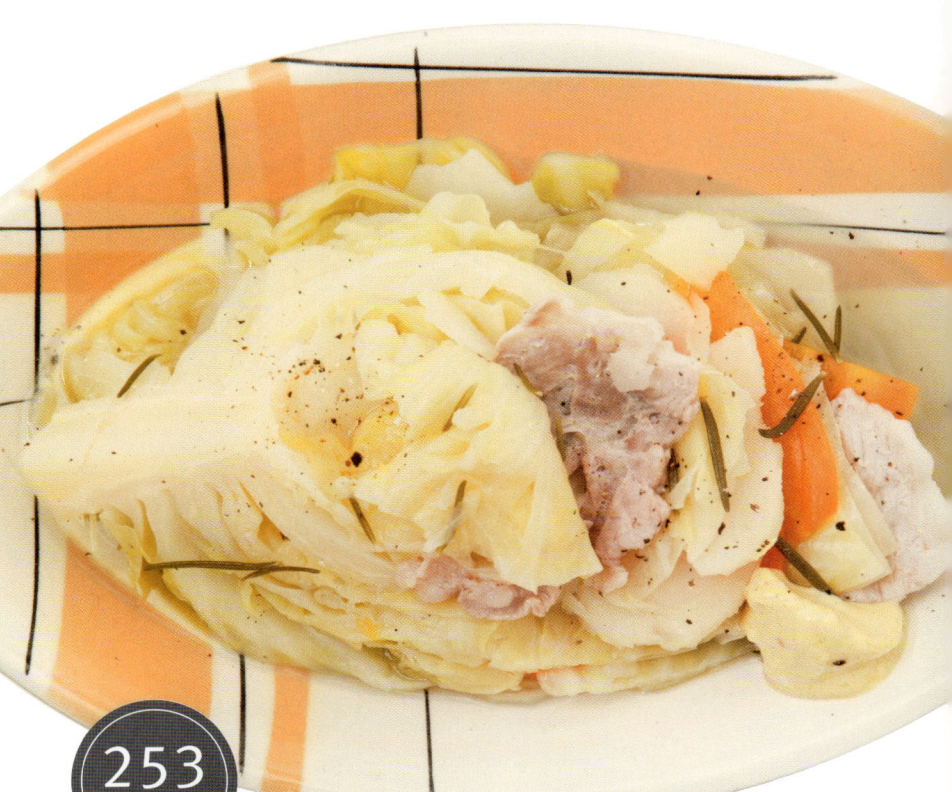

253 kcal

Chapter 3 - もりもり食べたい野菜の料理　73

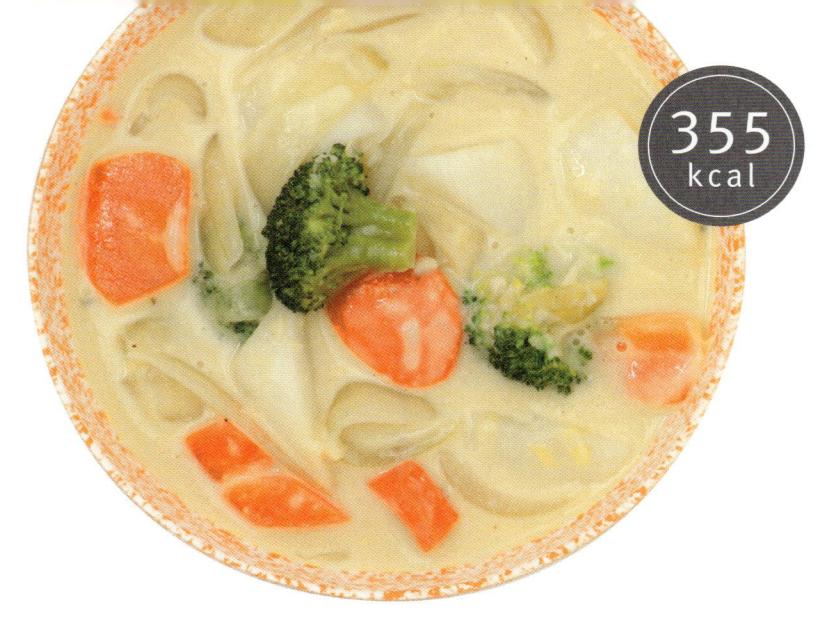

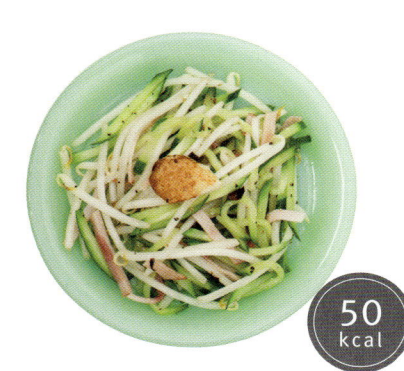

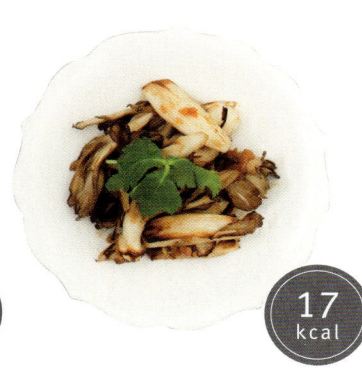

コーンクリーム缶のシチュー

355 kcal

材料（2人分）

玉ねぎ	1個
ブロッコリー	1/4個
エリンギ	1本
長芋	8cm分
にんじん	1/2本
オリーブオイル	小さじ1
にんにく（みじん切り）	1かけ分
A ┌ コーンクリーム缶	200g
│ 低脂肪乳	2カップ
│ コンソメ	1個
│ 塩	小さじ1
└ こしょう	適量
水溶き片栗粉（片栗粉、水…各大さじ1）	

作り方

1 玉ねぎは薄切り、ブロッコリーは小房に分け、エリンギは輪切りにする。長芋、にんじんは乱切りにし、ラップに包み電子レンジで約5分加熱する。

2 鍋にオリーブオイルを熱し、①の玉ねぎ、にんにくを加え、玉ねぎが半透明になるまで炒める。

3 玉ねぎ以外の①、Aを加え、弱火で約15分煮込む。仕上げに水溶き片栗粉を加えてとろみをつけ、器に盛る。

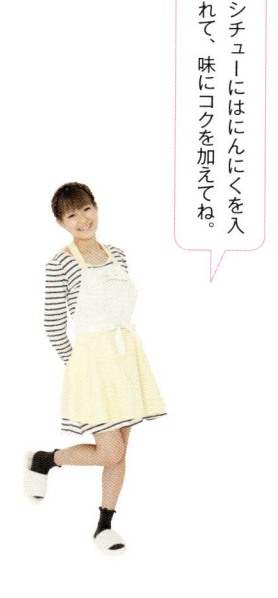

もやしときゅうりのペペロンチーノ

50 kcal

材料（2人分）

もやし	1/3袋
きゅうり	1本
ハム	1枚
オリーブオイル	小さじ1
にんにく	1かけ
赤唐辛子	1/2本
塩	小さじ1/4
黒こしょう	適量

作り方

1 もやしは根を取る。きゅうりはもやしと同じ太さに斜め千切り、ハムは細切りにする。

2 フッ素加工のフライパンにオリーブオイル、つぶしたにんにく、赤唐辛子を入れて弱火にかける。香りが出てきたら強火にし、①のもやしとハムを加えて炒める。もやしが透き通ってきたら①のきゅうりも加え、塩、こしょうで味をととのえる。

焼ききのこの梅和え

17 kcal

材料（2人分）

しいたけ	大4枚
エリンギ	1本
梅干	1個
だし汁	大さじ1
しょうゆ	小さじ1と1/2
三つ葉	適量

作り方

1 しいたけは石づきを除いて縦半分に裂く。エリンギは縦に食べやすい太さに裂く。

2 グリルを熱し、①を並べて水気を飛ばすように片面3〜4分ずつ焼く。

3 梅干は種を除き、梅肉を包丁でたたく。だし、しょうゆと合わせてよく混ぜ、②を加えてさっくり和える。

4 器に盛り、三つ葉を添える。

シチューにはにんにくを入れて、味にコクを加えてね。

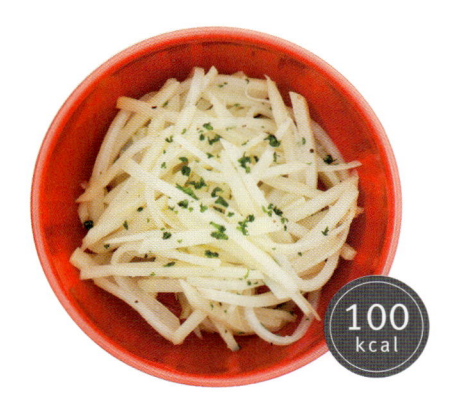

じゃがいもの にんにく風味

100 kcal

材料（2人分）
じゃがいも……………………2個
A ┌ にんにく（すりおろし）
　│　　　　　　……………小さじ1/2
　│ オリーブオイル…………小さじ1
　│ 酢……………………………小さじ2
　│ 塩……………………………小さじ1/4
　│ こしょう……………………適量
　└ パセリ（みじん切り）………少々

作り方
1 じゃがいもは皮をむいて細切りにする。沸騰した湯に入れ、さっと茹で、冷水に取って冷まし水気を切る。
2 合わせたAに①を加えて和える。

ベジタブルタジン

153 kcal

材料（2人分）
大根……………………………5cm分
ズッキーニ……………………1本
にんじん………………………1本
赤パプリカ……………………1/2個
玉ねぎ…………………………1個
にんにく………………………1かけ
オリーブオイル………………小さじ1
ブラックオリーブ……………4個
レモン（スライス）…………4枚
A ┌ タイム（あれば）………2本
　│ 鶏がらスープ……………1カップ
　│ 塩……………………………小さじ1/2
　│ こしょう……………………適量
　└ クミンパウダー…………小さじ1

作り方
1 大根は縦に4等分にする。ズッキーニ、にんじんは縦に2等分、赤パプリカは種とワタを除き縦に4つに切る。
2 玉ねぎはくし切り、にんにくは薄切りにする。
3 鍋にオリーブオイルを熱し、②を炒める。玉ねぎが半透明になったら①、ブラックオリーブ、レモンを加えてさらに炒める。
4 Aを加え、蓋をして弱火で約20分加熱する。

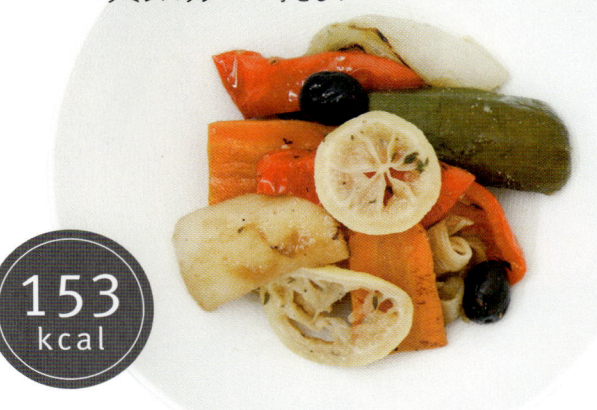

野菜は大きめに切りましょう。食べごたえとともに 見た目のボリューム感で、満足できる一皿に。

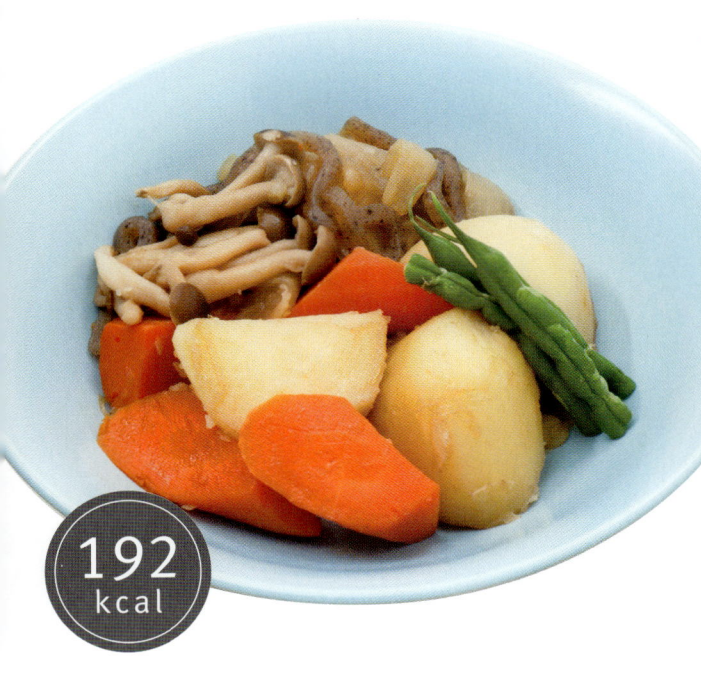

肉なし肉じゃが

192 kcal

材料（2人分）
じゃがいも……………………2個
にんじん………………………1/2本
玉ねぎ…………………………1個
しめじ…………………………1/2パック
糸こんにゃく…………………100g
さやいんげん…………………4本
ごま油…………………………小さじ1
A ┌ だし汁……………………1カップ
　│ しょうゆ…………………大さじ1
　│ みりん……………………大さじ1
　└ 塩……………………………小さじ1/4

作り方
1 じゃがいも、にんじんは一口大に切る。玉ねぎはくし切り、しめじは石づきを除き小房に分ける。糸こんにゃくは水気を切って食べやすい長さに切る。
2 さやいんげんは茹でて半分に切る。
3 鍋にごま油を熱し、①の玉ねぎを加えて炒める。半透明になったら①の残りの材料を加えてよく炒める。
4 Aを加えて蓋をし、約30分煮る。蓋を取って汁気が少なくなるまで煮込み、器に盛り、②を添える。

Chapter 3 - もりもり食べたい野菜の料理

根菜の皮のきんぴら

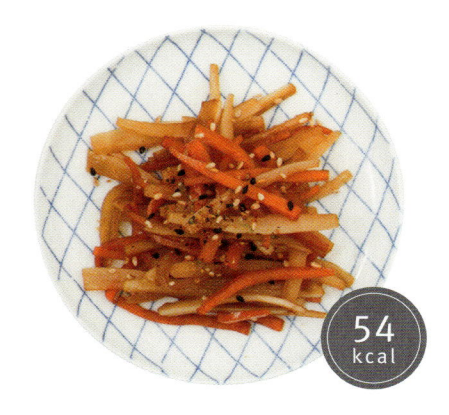

材料（2人分）
- 大根の皮……………10cm分
- にんじんの皮………1/2本分
- ごま油………………小さじ1
- しょうゆ……小さじ1と1/2
- みりん………小さじ1と1/2
- 白ごま………………小さじ1
- 七味唐辛子………………適量

作り方
1. 大根とにんじんの皮は厚めにむいて、それぞれ細切りにする。
2. フッ素加工のフライパンにごま油を熱し、①を入れてしんなりするまで炒める。
3. 弱火にしてしょうゆ、みりんを加え、水分を飛ばすように炒める。仕上げに白ごまと七味唐辛子をふる。

54 kcal

パン粉を炒めて作る"揚げパン粉"をまぶしたコロッケは、揚げてないのにほくほくカリカリ。

千切り野菜の蒸し豆腐

材料（2人分）
- にんじん………………1/4本
- チンゲン菜……………1/2株
- えのきだけ………1/2パック
- 絹豆腐…………………2/3丁
- 卵………………………1個
- A ┌ しょうゆ………小さじ1
  │ 塩………………小さじ1/2
  │ 砂糖……………小さじ1/2
  └ パン粉……………10g
- [あん]
- 鶏がらスープ……カップ3/4
- しょうゆ…………小さじ1/2
- 砂糖………………小さじ1/2
- 水溶き片栗粉
  （片栗粉、水……各小さじ1）

作り方
1. にんじん、チンゲン菜は千切り、えのきだけは石づきを除き、半分の長さに切る。
2. ボウルに絹豆腐を入れ、フォークなどで細かくくずす。溶いた卵を加えてよく混ぜ、ざるなどで裏ごししてなめらかな状態にする。
3. ②にAを加えてよく混ぜる。半量ずつ耐熱容器に入れ、ラップをして電子レンジの弱設定で約3分加熱する（または蒸し器で蒸す）。
4. あんをつくる。鶏がらスープ、しょうゆ、砂糖を鍋に入れて煮立て、①を加える。再び煮立ったら水溶き片栗粉を加え、とろみをつける。
5. ③の上に④をかける。

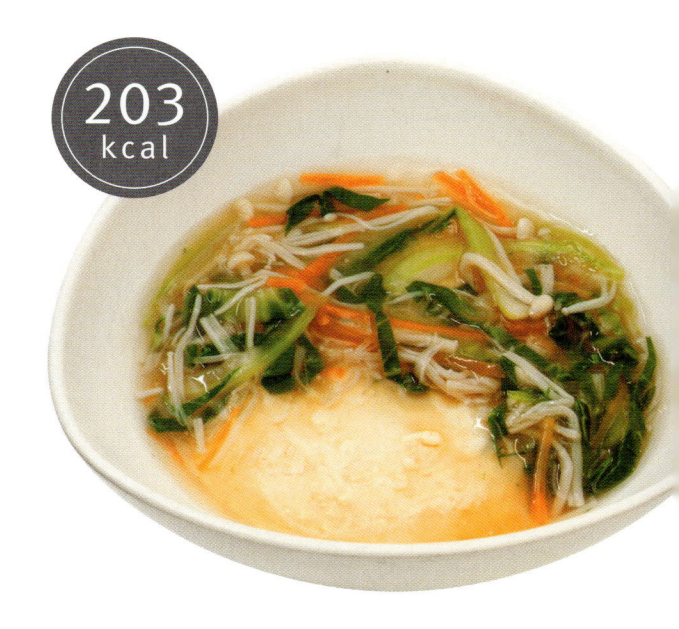

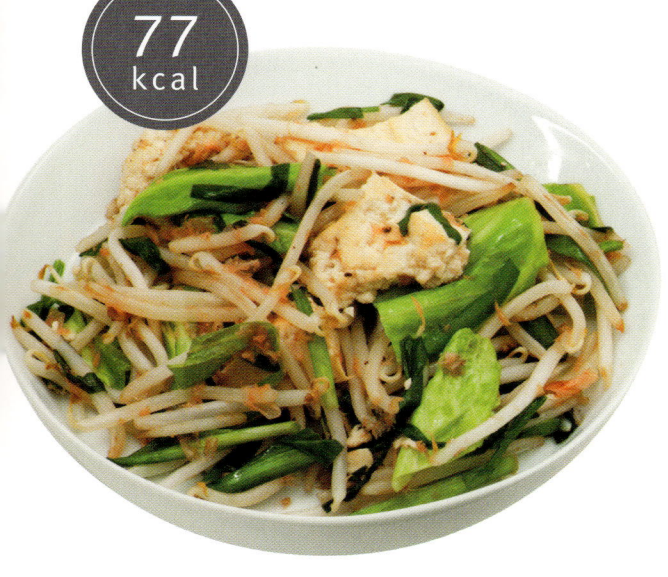

203 kcal

77 kcal

野菜チャンプルー

材料（2人分）
- ニラ……………………1/2束
- キャベツ…………………2枚
- 木綿豆腐………………1/4丁
- もやし…………………1/2袋
- ごま油………小さじ1と1/2
- 昆布茶……………小さじ1/2
- しょうゆ…………小さじ1
- こしょう…………………適宜
- かつお節……………1パック

作り方
1. ニラは5cm長さに、キャベツは一口大に切る。豆腐は手で大きめにくずし、ペーパータオルを敷いた耐熱皿にのせ、電子レンジで約2分加熱し水切りする。
2. フッ素加工のフライパンにごま油を熱し、もやし、①のキャベツを加え強火で炒める。①の豆腐、ニラを加えてさらに炒め、昆布茶、しょうゆ、こしょうを加え、全体を大きく混ぜる。
3. かつお節を加えて火を止める。

里芋とひじきのコロッケ

304 kcal

材料（2人分）
- 里芋……………………4個（250g）
- ひじき（乾燥）…………………2g
- 玉ねぎ（みじん切り）…………1/2個
- しょうゆ……………………小さじ1
- 塩…………………………小さじ1/2
- こしょう………………………適量
- プロセスチーズ…………………4個
- 衣 ┌ 片栗粉…………………大さじ2
   └ 牛乳……………………大さじ2
- 揚げパン粉
   ┌ パン粉……………………カップ1
   └ オリーブオイル……………大さじ1
- ベビーリーフ………………1/2パック
- ミニトマト………………………4個

作り方

1 揚げパン粉をつくる。フッ素加工のフライパンにパン粉、オリーブオイルを入れ、ヘラでよく混ぜてオイルをまんべんなくパン粉にいきわたらせる。中火にかけ、かき混ぜながらきつね色になるまで炒め、バットに入れて冷ます。

2 里芋は洗って泥を落とし、ラップに包んで電子レンジで柔らかくなるまで約10分加熱する。皮をむいてマッシャーなどでつぶす。

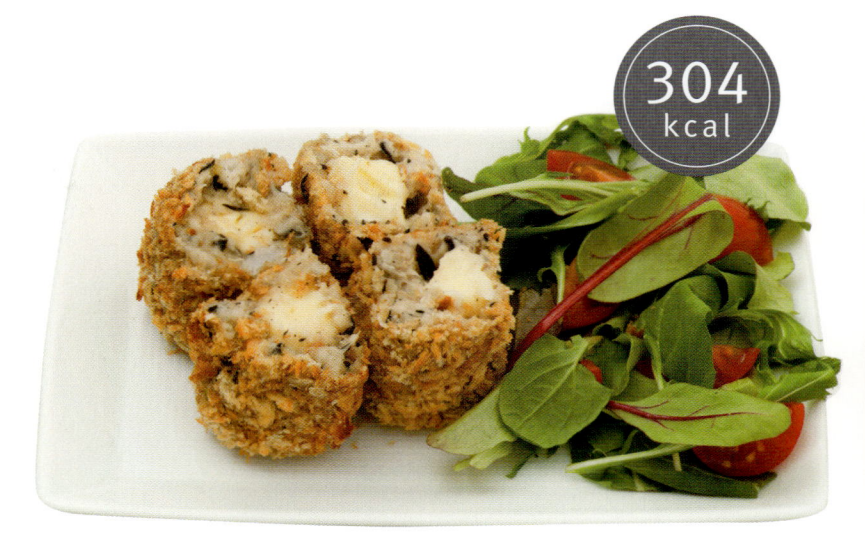

3 ひじきは水で戻し、水気を切る。

4 フッ素加工のフライパンを熱し、③、玉ねぎを入れて、玉ねぎが半透明になるまで炒める。

5 ボウルに②、④を入れてよく混ぜ、しょうゆ、塩、こしょうで味をととのえる。4等分し、中心にチーズを埋めて丸め、小判型に成形する。

6 材料を合わせた衣に⑤をくぐらせ、①のパン粉を押し付けるようにしっかりつける。

7 オーブントースターで表面に焼き色がつくまで約15分焼く。器に盛り、付け合わせを添える。

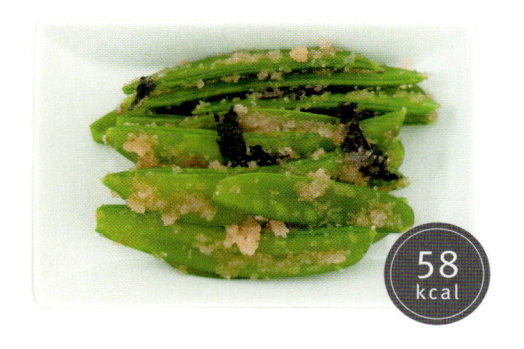

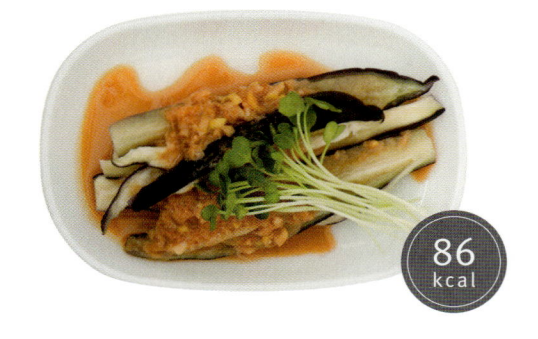

絹さやのタラコ和え

58 kcal

材料（2人分）
- 絹さや……………………………30枚
- タラコ……………………………小1腹
- みりん……………………………小さじ1
- 焼きのり…………………………1/8枚

作り方

1 絹さやは筋を取り、沸騰した湯で茹でる。冷水に取り、水気をよく切る。

2 タラコはほぐしてみりんと合わせる。①、ちぎったのりを加え、よく和える。

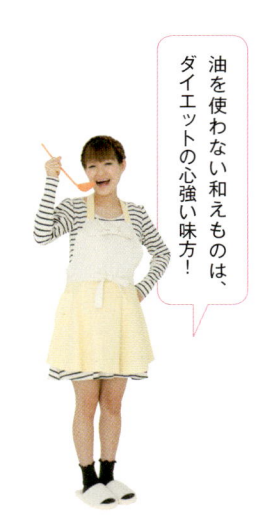

> 油を使わない和えものは、ダイエットの心強い味方！

蒸しなすの薬味ごまダレ

86 kcal

材料（2人分）
- なす………………………………3本
- A ┌ 長ねぎ（みじん切り）
  │   ……………………10cm分
  │ 練りごま……………………小さじ2
  │ 生姜（すりおろし）
  │   ……………………小さじ1
  │ しょうゆ……………………大さじ1
  │ 酢……………………………大さじ1
  └ 砂糖…………………………小さじ1/2
- かいわれ菜………………………適量

作り方

1 なすはヘタを除いてラップをかけ、電子レンジで約5分加熱し、縦に4～6等分に裂く。

2 器に盛り、合わせたAをかけ、かいわれ菜を添える。

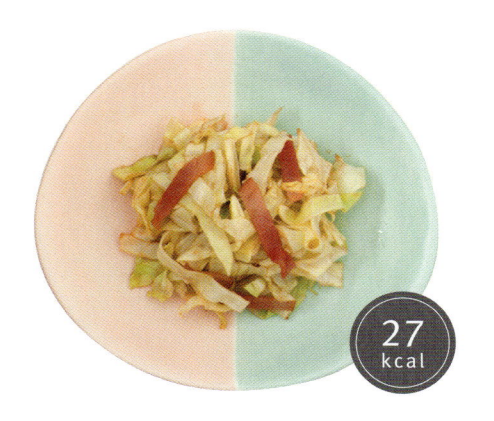

キャベツとハムの辛子和え

27 kcal

材料（2人分）
キャベツ……………………2枚
塩……………………ひとつまみ
ハム…………………………1枚
練り辛子……………小さじ1/10
めんつゆ………………小さじ2

作り方
1 キャベツは短冊切りにし、塩を加えてしんなりさせる。ハムは細切りにする。
2 ①のキャベツの水気を軽く絞り、①のハム、練り辛子、めんつゆと合わせる。

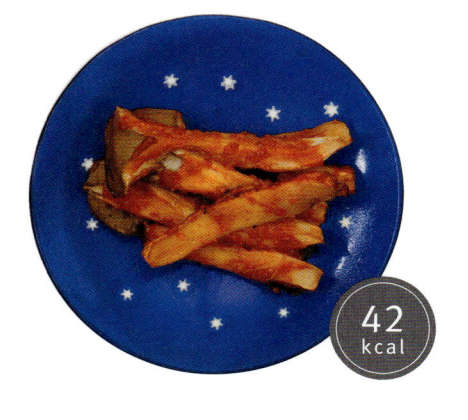

三つ葉と切り干し大根の味噌炒め

104 kcal

材料（2人分）
三つ葉……………………1/3束
切り干し大根（乾燥）……25g
オリーブオイル…………小さじ1
A ┌ 味噌……………………小さじ2
　│ 酒………………………小さじ2
　│ みりん…………………小さじ2
　└ 白すりごま……………小さじ1

作り方
1 三つ葉は5cm長さに切る。切り干し大根は水で戻し、しっかり水気を絞る。
2 フッ素加工のフライパンにオリーブオイルを熱し、①の切り干し大根を入れ、水気を飛ばすように炒める。
3 合わせたAを加えて炒め、仕上げに①の三つ葉を加える。

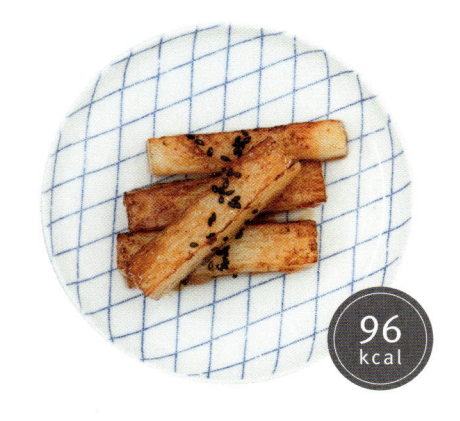

エリンギの韓国風つけ焼き

42 kcal

材料（2人分）
エリンギ……………………4本
A ┌ コチュジャン…………小さじ1
　│ にんにく（すりおろし）
　│ ……………………小さじ1/3
　└ ごま油………………小さじ1/2

作り方
1 エリンギは縦に食べやすい太さに手で裂く。
2 合わせたAを①に塗り、グリルで焼き色がつくまで焼く。

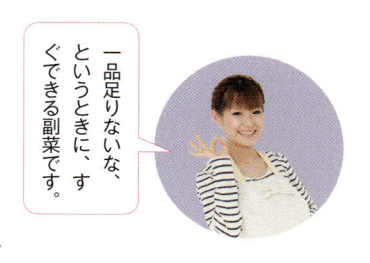

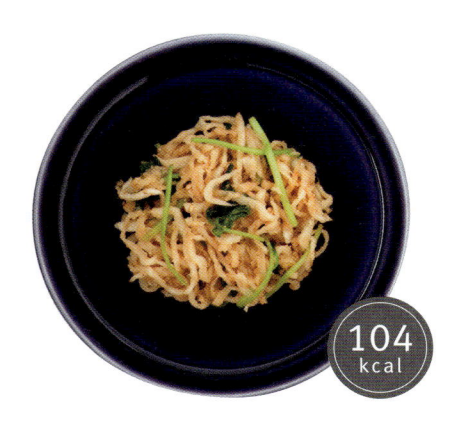

一品足りないな、というときに、すぐできる副菜です。

長芋の大学芋風

96 kcal

材料（2人分）
長芋………………………5cm
オリーブオイル…………小さじ1
しょうゆ………………大さじ1/2
はちみつ…………………大さじ1
黒ごま……………………適量

作り方
1 長芋は皮をむき、拍子木切りにする。
2 フライパンにオリーブオイルを熱して①を入れ、焼き色がつくまで焼く。
3 しょうゆ、はちみつを加え、とろみがつくまで煮からめる。器に盛り、黒ごまをふる。

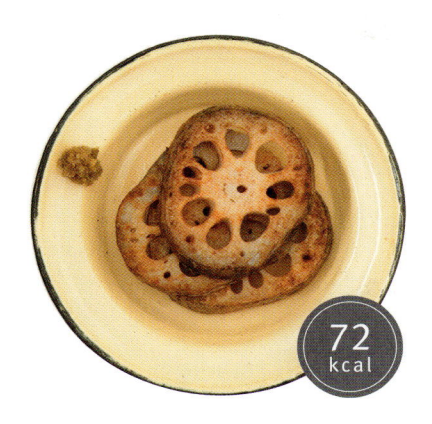

焼きれんこん

72 kcal

材料（2人分）
れんこん……… 中6cm分
ごま油……… 小さじ1
柚子こしょう……… 適量

作り方
1 れんこんはよく洗って皮ごと1cm厚さに切る。
2 フッ素加工のフライパンにごま油を熱し、①を入れて両面に焼き色がつくまでじっくり焼く。
3 器に盛り、柚子こしょうを添える。

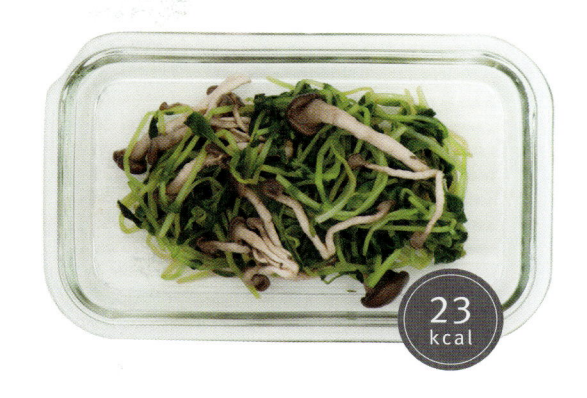

豆苗ときのこのおひたし

23 kcal

材料（2人分）
豆苗……… 1/2パック
しめじ……… 1/4パック
薄口しょうゆ……… 小さじ1
だし汁……… 大さじ1

作り方
1 豆苗は根元を除く。しめじは石づきを取ってほぐす。
2 沸騰した湯に①を入れさっと茹でる。ざるにあげ、冷水に取って冷まし、水気をよく切る。
3 器に盛り、薄口しょうゆとだしを合わせたものをかける。

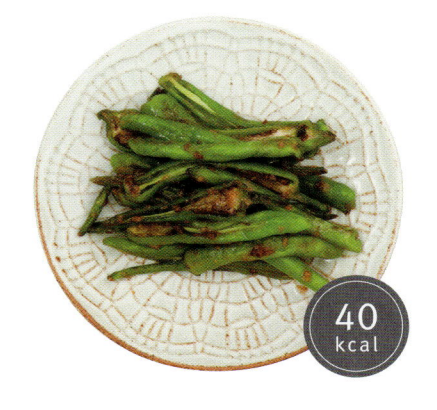

ししとうのピリ辛炒め

40 kcal

材料（2人分）
ししとう……… 10本
ごま油……… 小さじ1/2
A ┌ 豆板醤……… 小さじ1/2
　│ 味噌……… 小さじ1と1/2
　│ みりん……… 小さじ1
　└ 白ごま……… 小さじ1/2

作り方
1 ししとうは縦半分に切る。
2 フッ素加工のフライパンにごま油を熱し、①を炒める。色が濃くなったら弱火にし、混ぜ合わせたAを加え、炒め合わせる。

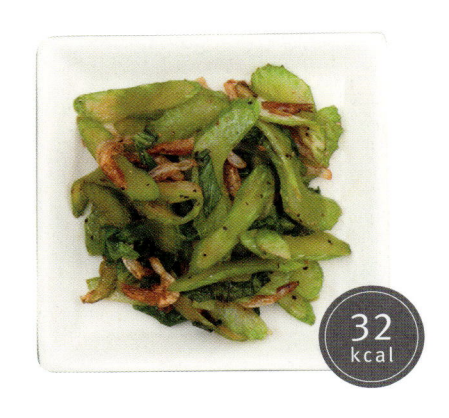

セロリと桜えびのナンプラー炒め

32 kcal

材料（2人分）
セロリ……… 1本
オリーブオイル……… 小さじ1
桜えび……… 大さじ1
ナンプラー……… 小さじ1/2
しょうゆ……… 小さじ1/2
黒こしょう……… 適量

作り方
1 セロリの茎は斜め千切りに、葉は細切りにする。
2 フッ素加工のフライパンにオリーブオイルを熱し、①を炒める。しんなりしたら桜えびを加え、ナンプラー、しょうゆ、黒こしょうを加えて味をととのえる。

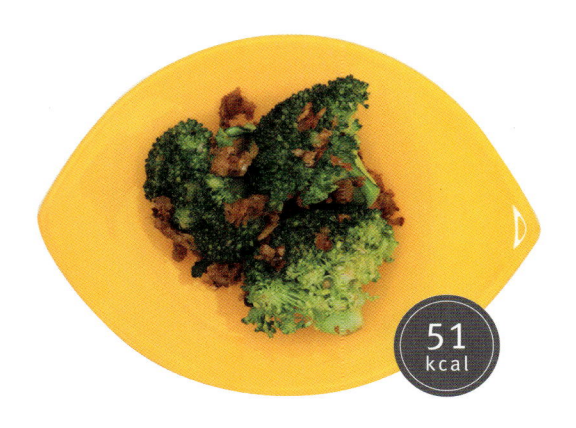

ブロッコリーのパン粉炒め

51 kcal

材料（2人分）
ブロッコリー……………1/2個
A ┌ パン粉…………大さじ1
　│ オリーブオイル
　│ 　…………………小さじ1
　│ 粉チーズ………小さじ1
　│ 塩………………小さじ1/8
　└ こしょう………………適量

作り方
1 ブロッコリーは小房に分ける。
2 フッ素加工のフライパンに①を入れて炒める。色が濃くなったら合わせたAを加えてさらに炒め、パン粉がカリカリになったらできあがり。

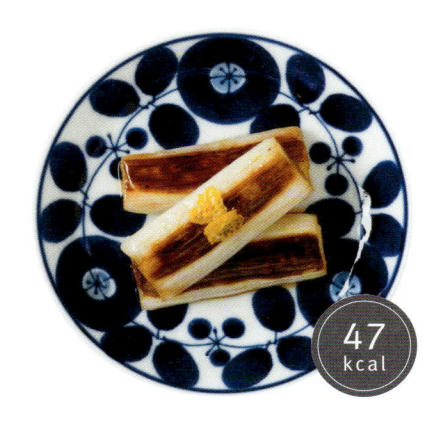

焼き長ねぎの和風マリネ

47 kcal

材料（2人分）
長ねぎ……………………1本
オリーブオイル……小さじ1
A ┌ しょうゆ………小さじ1
　│ 酢………………小さじ2
　│ だし汁…………小さじ2
　└ 砂糖……………小さじ1
柚子皮（あれば）………適宜

作り方
1 長ねぎは5cm長さに切る。
2 フッ素加工のフライパンにオリーブオイルを熱し、①を並べて両面に焼き色がつくまでじっくり焼く。
3 合わせたAを加えて、沸騰したら火を止める。器に盛り、あれば柚子皮を添える。

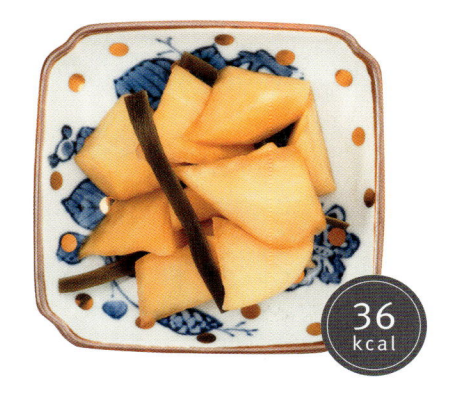

大根の昆布しょうゆ漬け

36 kcal

材料（2人分）
大根………………………1/4本
A ┌ 昆布………………5cm
　│ しょうゆ……1/4カップ
　│ 酒………………大さじ1
　└ みりん…………大さじ2

作り方
1 大根は小さめの乱切りにする。昆布は水で戻し、5mm幅に切る。
2 Aを合わせて、電子レンジで約30秒加熱する。
3 ビニール袋に①、②を入れ、空気を抜いて口を閉じ、冷蔵庫で1晩おく。

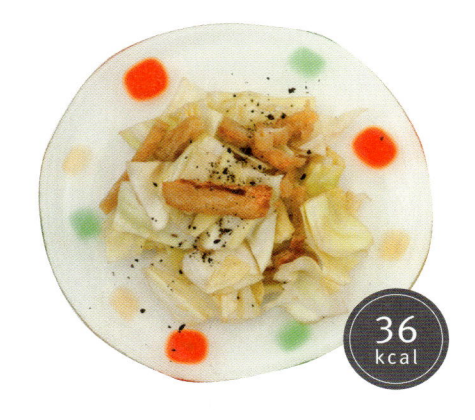

キャベツと焼き油揚げの甘酢和え

36 kcal

材料（2人分）
キャベツ…………………2枚
油揚げ……………………1/4枚
A ┌ 薄口しょうゆ…小さじ1
　│ 酢…………大さじ1と1/2
　│ だし汁……大さじ1と1/2
　│ 砂糖……………小さじ1
　└ 塩………………小さじ1/5
黒すりごま 適量

作り方
1 キャベツはざく切りにし、ラップで包み電子レンジで1分加熱する。油揚げはグリルで焦げ色がつくまで焼き、キッチンペーパーで油を吸い取り、細切りにする。
2 ボウルに①、合わせたAを加えてよく和え、器に盛る。上から黒すりごまを散らす。

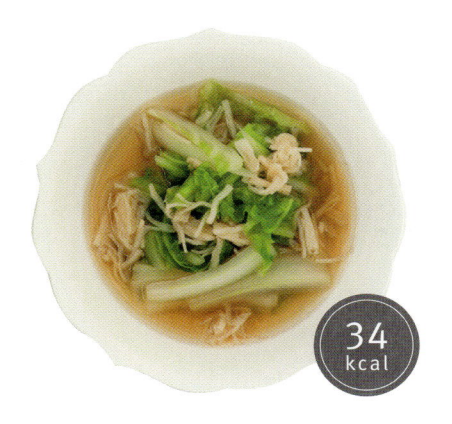

白菜と帆立のさっと煮 — 34 kcal

材料（2人分）
白菜……………………1枚
A ┌ 帆立缶……小1缶(70g)
　├ 薄口しょうゆ……小さじ1
　├ みりん……………小さじ1
　└ 水……………………1/2カップ

作り方
1 白菜は5cm長さに切り、さらに縦に1cm幅に切る。
2 鍋にAを入れて火にかけ、沸騰したら①を加えて中火にし、白菜がしんなりするまで煮る。器に盛り、好みで粉山椒をふる。

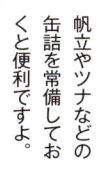

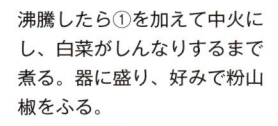

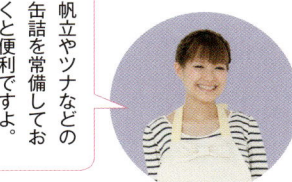

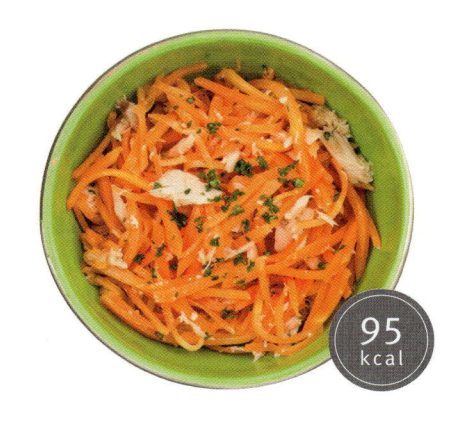

> 帆立やツナなどの缶詰を常備しておくと便利ですよ。

にんじんとツナのホットサラダ — 95 kcal

材料（2人分）
にんじん…………………1本
ツナ水煮缶………………1缶
A ┌ 粉チーズ……小さじ2
　├ 塩……………小さじ1/5
　├ こしょう……………適量
　├ オリーブオイル
　│　　　　　　　小さじ1
　└ パセリ（みじん切り）
　　　　　　　　　　適量

作り方
1 にんじんは斜め千切り（またはスライサーで千切り）にする。ラップで包み電子レンジで約2分加熱する。
2 ボウルに①、水気を切ったツナ缶、Aを加え全体を和える。

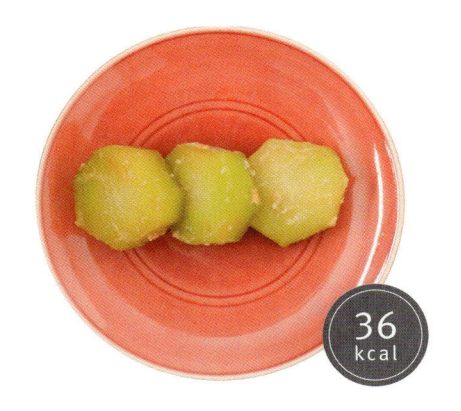

ブロッコリーの茎の味噌漬け — 36 kcal

材料（2人分）
ブロッコリーの茎……1本分
味噌………………………大さじ2
みりん……………大さじ1と1/2

作り方
1 ブロッコリーの茎は厚めに皮をむく。1cm幅に切り、塩（分量外）を入れた湯でさっと茹で、冷水に取って冷まし、キッチンペーパーなどで水気をよくふき取る。
2 ビニール袋の中に味噌、みりんを入れてよく揉み、味噌床を作る。①を入れて味噌をからめるようにしたら空気を抜いて口を閉じ、1時間ほどおく。

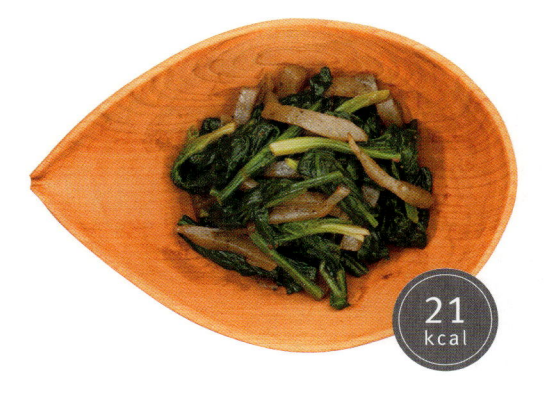

ほうれん草とこんにゃくのピリ辛和え — 21 kcal

材料（2人分）
ほうれん草………………4株
こんにゃく………………50g
A ┌ 豆板醤……小さじ1/4
　├ しょうゆ…小さじ1
　└ ごま油……小さじ1/2

作り方
1 ほうれん草は根元を除き、ラップで包み電子レンジで1分半加熱する。冷水に取って水気を切り、5cm長さに切る。
2 こんにゃくは熱湯でさっと湯がき、細めの拍子木切りにする。
3 合わせたAに①、②を加えてよく和える。

Chapter 3 - もりもり食べたい野菜の料理

大食いCOLUMN

自家製冷凍食品で、目指せお料理上手！

赤ちゃんが生まれてびっくりしたのは、ホントに全然時間がないってこと！
そんなときに大活躍するのが、下ごしらえ済み食材を凍らせた"自家製冷凍食品"。
これがあるとかなりの手間が減らせます。仕事で忙しい女子にもぴったりですよ。

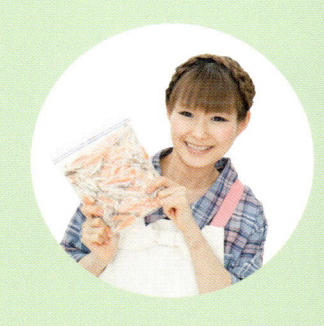

冷凍つくね

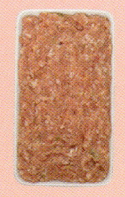

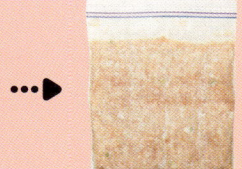

材料（作りやすい分量）
- 鶏ひき肉……………200g
- 長ねぎ（みじん切り）……………1/3本分
- 卵……………1/2個
- 片栗粉……………小さじ1
- 塩……………小さじ1/3
- 酒……………大さじ1

作り方
1 ボウルにすべての材料を入れてよく混ぜる。
2 保存袋に入れて1.5cm厚さに平たくのばし、空気を抜きながら口を閉じる。箸などで格子状に筋目をつけ、冷凍する。

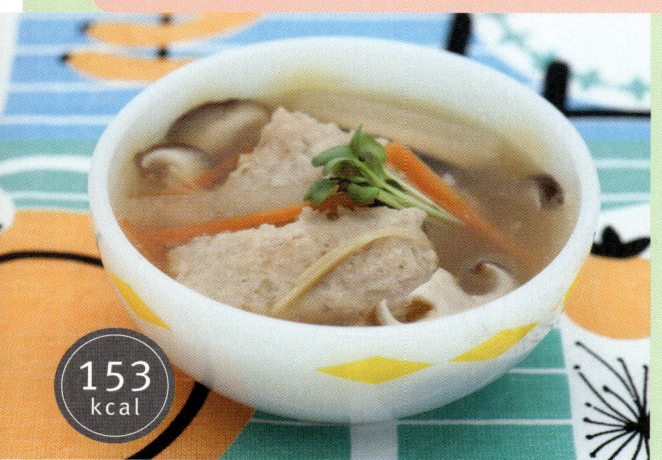

鶏つくね入りジンジャースープ

153 kcal

材料（2人分）
- 冷凍つくね……………1/2量
- 生姜……………1かけ
- 大根……………1/8本
- にんじん……………1/4本
- しいたけ……………2個
- 鶏がらスープ……………3カップ
- しょうゆ……………小さじ1
- 酒……………小さじ2
- こしょう……………適量
- かいわれ菜……………10本

作り方
1 生姜は千切り、大根は拍子木切り、にんじんは細切り、しいたけは薄切りにする。
2 鍋に鶏がらスープを熱し、沸騰したら①、凍ったままの冷凍つくねを筋目に沿って割り入れる。蓋をして約5分加熱し、仕上げにしょうゆ、酒、こしょうを加えて味をととのえる。器に盛り、かいわれ菜を散らす。

照り焼きつくね

287 kcal

材料（2人分）
- 冷凍つくね……………全量
- ごま油……………小さじ1
- A ┌ しょうゆ……………大さじ1
  │ みりん……………大さじ1
  └ 酒……………大さじ1
- ラディッシュ……………4個

作り方
1 フッ素加工のフライパンにごま油を入れ強火にかける。凍ったままの冷凍つくねを筋目に沿って割り入れ両面に焼き色をつける。
2 Aを加えて蓋をし、約5分蒸し焼きにする。肉に火が通ったら（肉の中心に竹串を刺してみて、透明な汁が出てくれば火が通っている）蓋を取り、調味液を肉にからめながら煮詰める。
3 器に盛り、ラディッシュを添える。

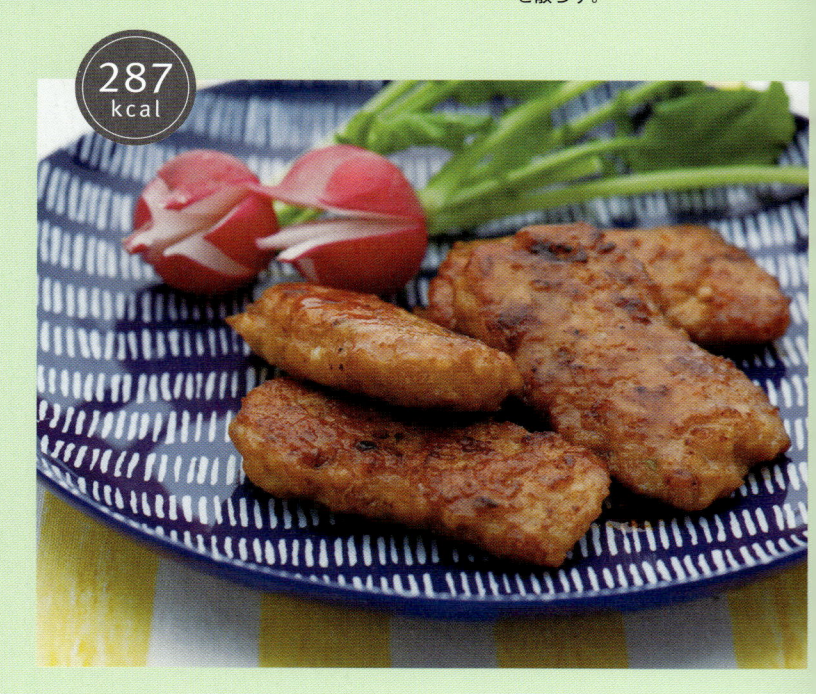

★料理のカロリーは、すべて1人分です。

冷凍鮭しょうゆ漬け
+付け合わせ野菜

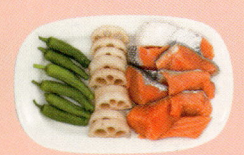

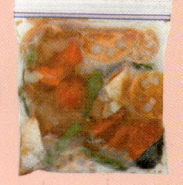

材料（作りやすい分量）
- 鮭切身……………………2切れ
- ししとう…………………6本
- れんこん………… 中1/3節
- A
  - ┌しょうゆ
  - │ ………大さじ1と1/2
  - │ 酒……………………大さじ1
  - │ 生姜汁………………小さじ1
  - └柚子果汁………小さじ1

作り方
1. 鮭は骨を除いて3〜4等分のそぎ切りにする。ししとうは縦に切れ目を入れ、れんこんは皮をむいて1cm厚さの半月切りにする。
2. 保存袋に①、Aを入れて平らにならし、空気を抜きながら口を閉じ、冷凍する。

鮭の立田揚げ

材料（2人分）
- 冷凍鮭＋野菜………………全量
- 片栗粉………………………適量
- 揚げ油………………………適量
- レモン（くし切り）………2切れ

作り方
1. 冷凍鮭＋野菜は半日前に冷蔵庫に移して半解凍する（夕ごはんで食べたいときは朝、冷蔵庫に移しておくとよい）。
2. ①の水気をキッチンペーパー等でふき取り、片栗粉を薄くまぶす。
3. フライパンに揚げ油を深さ1〜2cm入れ中火で熱する。②を入れて両面を返しながら色よく表面がカリっとするまで揚げ焼きにする。よく油を切って器に盛り、レモンを添える。

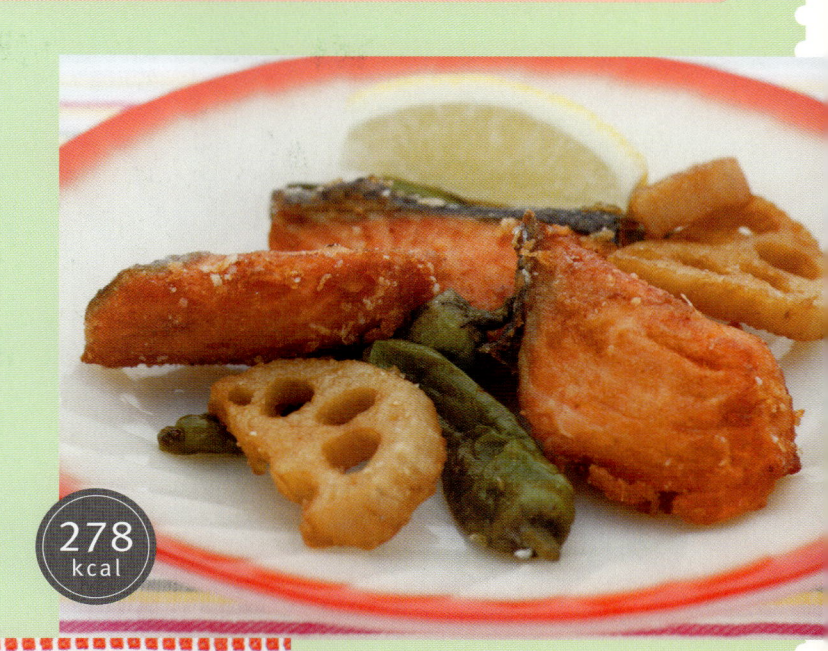

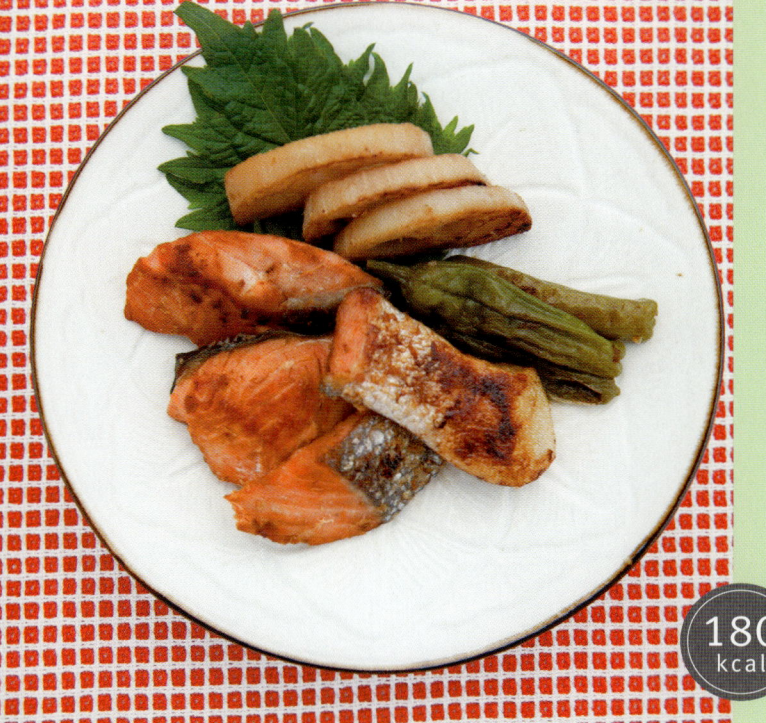

278 kcal

鮭の柚香焼き

材料（2人分）
- 冷凍鮭＋野菜………………………全量

作り方
1. 冷凍鮭＋野菜は半日前に冷蔵庫に移して半解凍する（夕ごはんで食べたいときは朝、冷蔵庫に移しておくとよい）。
2. ①の水気をキッチンペーパー等でふき取る。フッ素加工のフライパンを中火にかけ、オーブンシートをのせる。その上に鮭と野菜を並べてのせ、蓋をして両面を各4、5分焼く。

180 kcal

冷凍にんじん＋ごぼうミックス

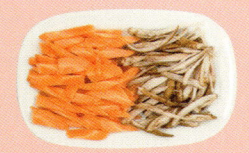

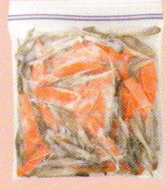

材料（作りやすい分量）
にんじん……………1本
ごぼう………………1本

作り方
1 にんじんは皮をむいて縦に4つ割りにし、斜め薄切りにする。ごぼうはたわしで皮をこすり洗いし、皮ごとささがきにする。（にんじん、ごぼうがおなじくらいの大きさになるとよい）
2 保存袋にいれ、空気を抜きながら口を閉じて冷凍する。

にんじんとごぼうの白和え

材料（2人分）
冷凍にんじん
　＋ごぼうミックス…1/2量
絹豆腐………………1/2丁
A ┌ だし……………大さじ2
　│ 薄口しょうゆ…小さじ2
　│ 練りごま………小さじ2
　│ みりん…………大さじ1
　└ 塩………………小さじ1/8
長ねぎ（小口切り）……適宜

作り方
1 豆腐は重しをして30分以上水切りする。
2 冷凍ミックスは袋のまま電子レンジで約2分加熱する。
3 ①をざるなどでなめらかに濾し、②、Aと合わせ、よく和える。器に盛り、好みで長ねぎを散らす。

154 kcal

にんじんとごぼうの炊き込みごはん

材料（2人分）
冷凍にんじん
　＋ごぼうミックス…1/2量
米……………………2合（360ml）
だし汁…カップ2（400ml）
しょうゆ……………小さじ2
酒……………………大さじ1
塩……………………小さじ1/2
三つ葉………………4本

作り方
1 米は洗ってザルにあげ水気を切る。炊飯釜に米、だし汁を入れ30分～1時間浸水させる。
2 ①にしょうゆ、酒、塩を加えて軽く混ぜ、上に凍ったままの冷凍ミックスをのせて通常通りに炊く。
3 炊きあがったら、しゃもじで全体をさっくり混ぜる。器に盛り、三つ葉を添える。

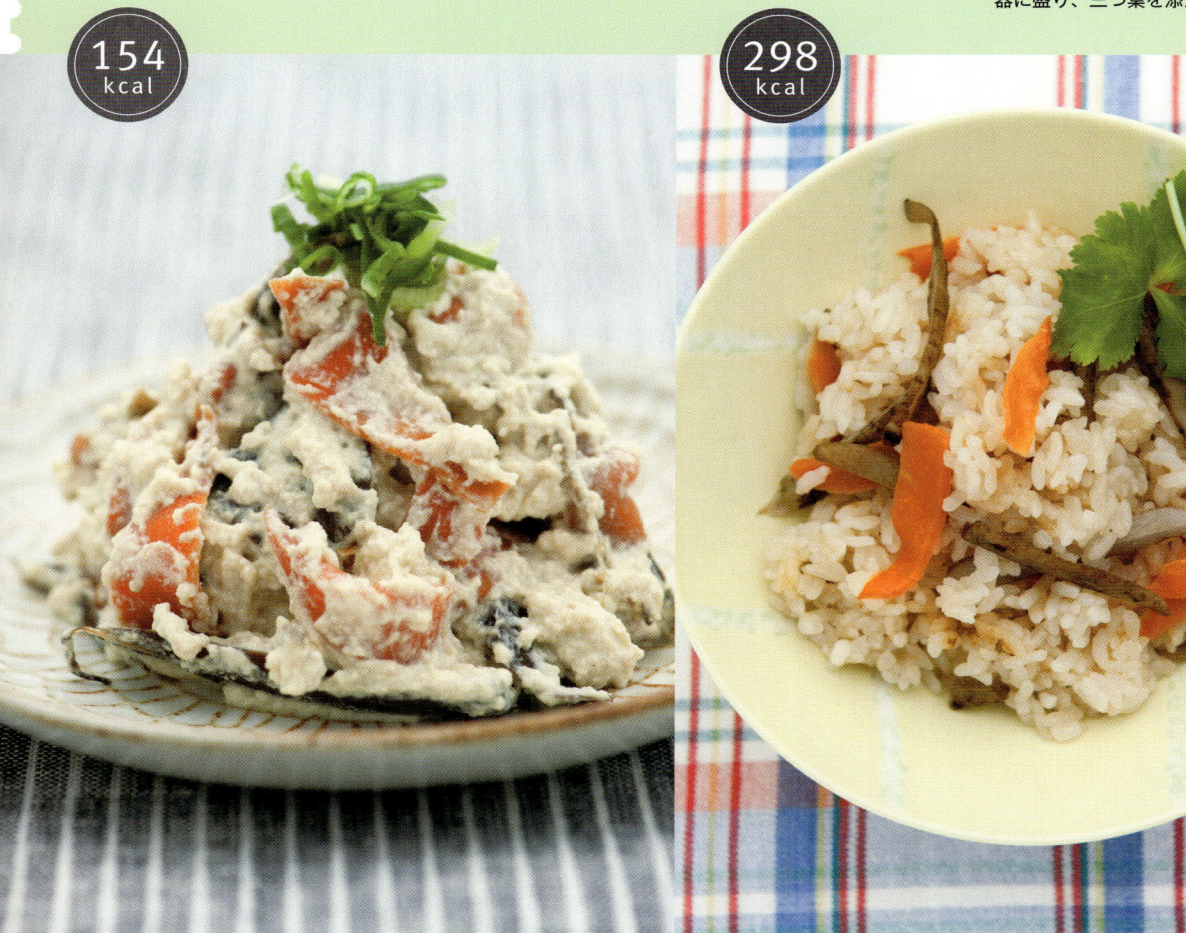

298 kcal

冷凍もやし＋きのこミックス

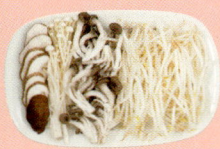

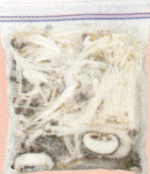

材料（作りやすい分量）
もやし……………… 1袋
えのきだけ………… 1袋
しめじ……………… 1パック
しいたけ…………… 4枚

作り方
1 もやしは根を取る。えのきだけ、しめじはほぐし、しいたけは薄切りにする。
2 保存袋に①を入れ、平らにならしながら空気を抜いて口を閉じ、冷凍する。

↓ もやしときのこのごま酢和え

材料（2人分）
冷凍もやし
　＋きのこミックス… 1/2量
ごま油……………… 小さじ1
A ┌ にんにく（すりおろし）
　│　　……………… 小さじ1/2
　│ 酢………………… 大さじ1
　│ しょうゆ………… 小さじ2
　│ 白すりごま……… 大さじ1
　└ 塩………………… 小さじ1/10

作り方
1 フライパンにごま油をひき、凍ったままの冷凍ミックスを入れ、蓋をして強火で約3分蒸す。
2 蓋を取って全体を混ぜ、ざるにあげて水気を切る。
3 ボウルに合わせたA、②を入れてよく和える。

75 kcal

↓ かき玉スープ

材料（2人分）
冷凍もやし
　＋きのこミックス… 1/2量
卵…………………… 1個
A ┌ ザーサイ………… 大さじ2
　│ 鶏がらスープ… 3カップ
　│ 薄口しょうゆ… 小さじ1
　│ こしょう………… 適宜
　└ ラー油…………… 3～4滴

作り方
1 鍋にAを入れて熱し、沸騰したら凍ったままの冷凍ミックスを加える。
2 再度沸騰したら溶いた卵を回し入れ、固まったら火を止めラー油をたらす。

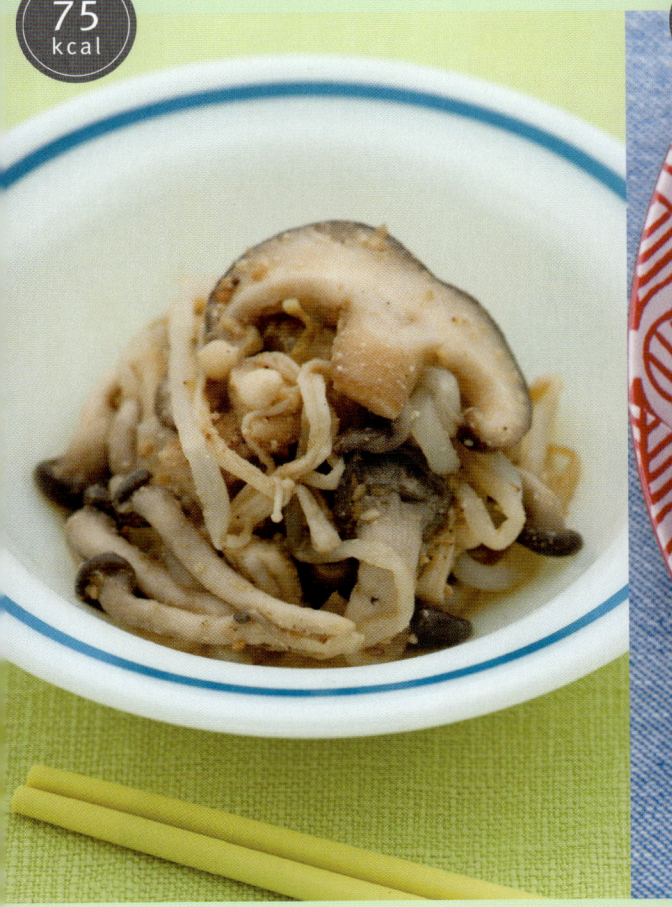

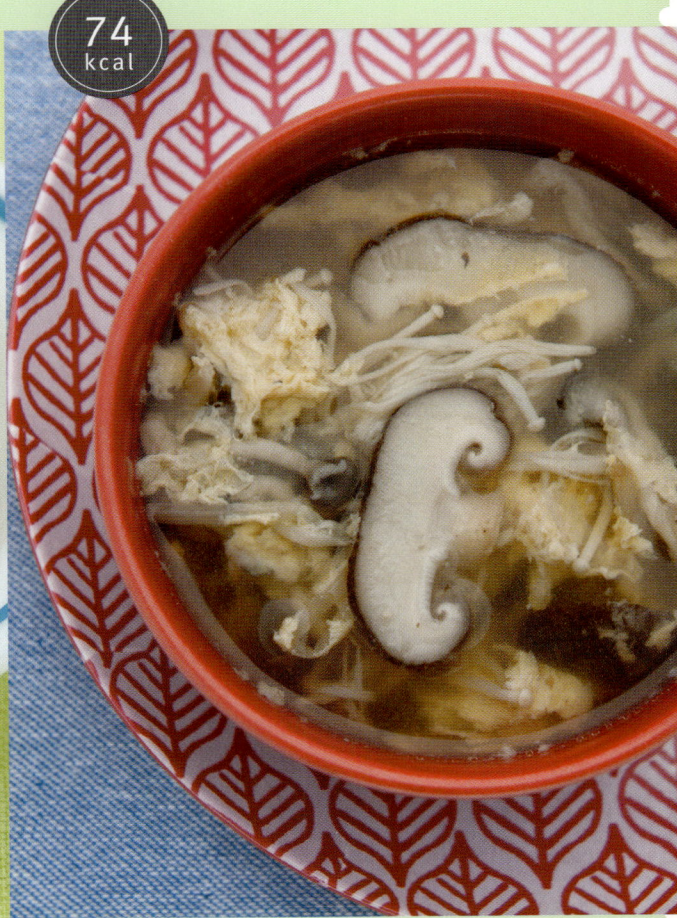

74 kcal

大食いCOLUMN

作り手が見える、おいしく安全な食材。

　おいしいのはもちろん、昨今はそれに加えて、安全や安心を食材に求める人が増えています。

　産直と環境にこだわり、作り手のはっきりわかる商品を取り扱う宅配システムが、パルシステム。関東を中心とした1都9県（東京、神奈川、千葉、埼玉、茨城、栃木、山梨、群馬、福島、静岡）で展開している生協（消費生活協同組合）の連合会です。

　生産者・産地が明らかであること、生産方法や出荷基準が明らかで生産の履歴がわかることなど、独自の基準をクリアしたものだけを扱っています。

　また食の安全を何より優先し、放射能対策を進めてきたパルシステムでは、検査機器を導入し、自主検査を行っています。

　インターネットや用紙で注文すると、週に一度、商品が届くシステムは、忙しくて買い物に行く時間が取れない人だけでなく、家に赤ちゃんがいて外に出かけるのが難しいという若いママさんにもとっても便利。大人だけの家庭や、小さな子供がいる家向きのものなど、家族構成に合わせた商品のカタログを選ぶことができます。

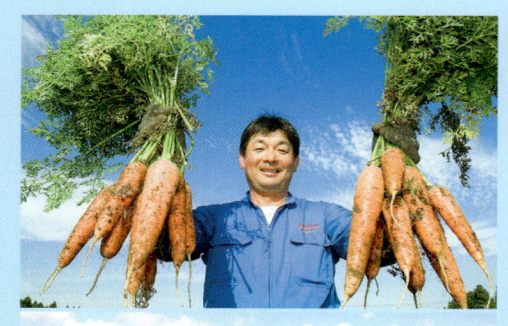

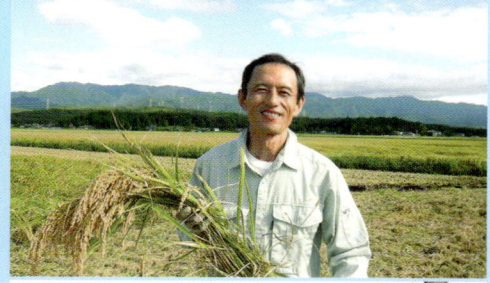

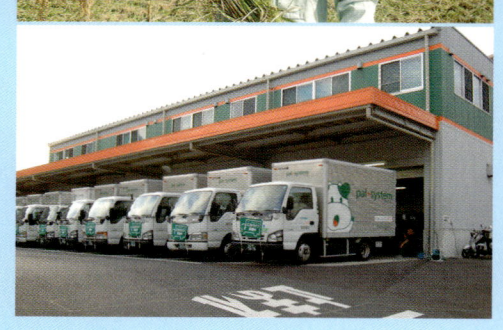

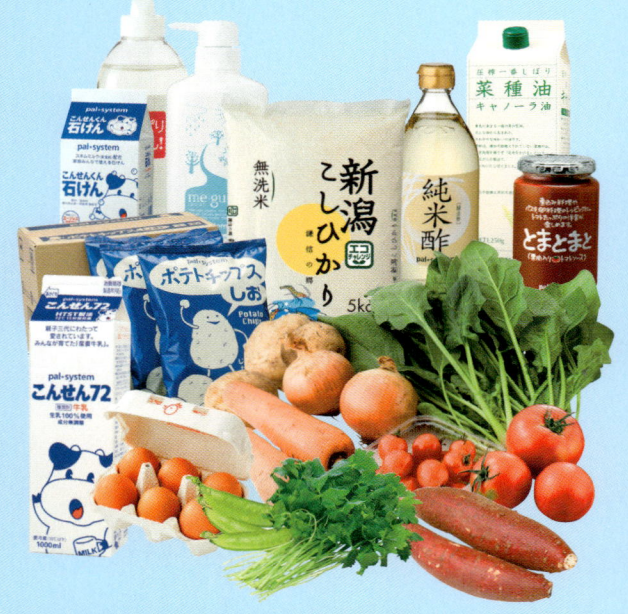

安全性、おいしさ、鮮度にこだわった産直青果。ほのかな甘みと粘りでファンが多い産直米。そのほか肉や牛乳、水産品も生産者と顔が見える関係を築いています。ブランドキャラクターの「こんせんくん」は、北海道の根釧（こんせん）地方で産まれた牛の男の子です。

Chapter 4
季節を問わず食卓に登場する鍋

山盛りの材料を使い、シメまで食べて
３００kcal以内。夢のような鍋レシピ♥です。

具材は量も種類も山盛り入れます！
シメまで食べても300kcal以内。

お鍋＝冬の料理……と思いがちですが、我が家では季節を問わない定番メニュー。うちのお鍋の特徴は、とにかく具材、しかも野菜の種類が多いこと！　これならたくさん食べてもカロリーが抑えられるので、シメのごはんや麺にまで突入しても大丈夫！

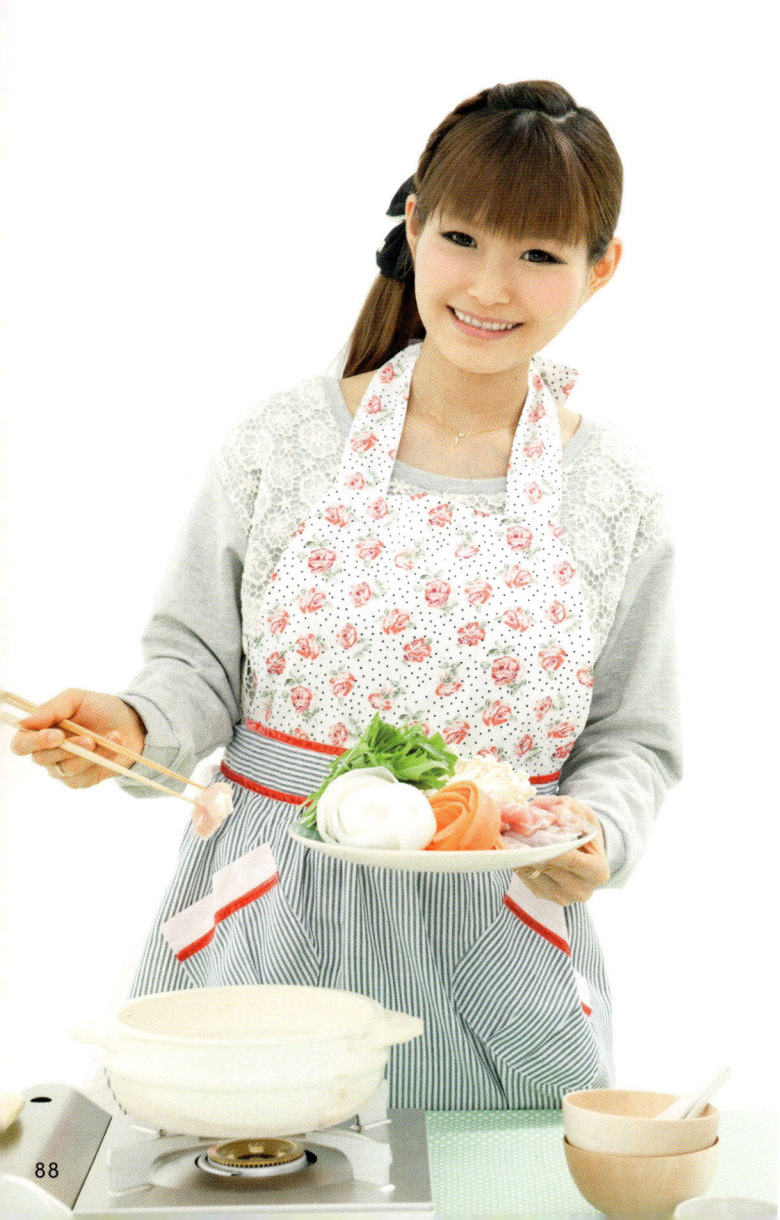

→ 豆乳鍋＋しらたき入りごはん雑炊

材料（2人分）

鶏もも肉（皮なし）……………1枚
大根……………………………1/6本
にんじん………………………1/2本
水菜……………………………2株
えのきだけ……………………1パック
おぼろ豆腐……………1/2丁（100g）
A ┌ 無調整豆乳……………1カップ
　│ だし汁…………………2カップ
　│ 酒………………………大さじ1
　│ 味噌……………………大さじ1
　└ しょうゆ………………小さじ1

[シメ]
しらたき入りごはん…75g(1/2杯)
　（※作り方はp19にあります）
柚子こしょう……………………適量

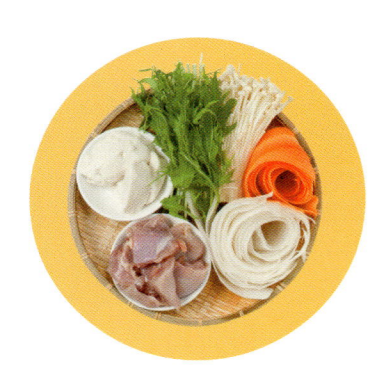

作り方

1. 鶏もも肉は一口大に、大根、にんじんはピーラーでリボン状にむく。水菜は5cm長さに切り、えのきだけは石づきを除く。

2. 鍋にAを入れて火にかけ、沸騰したら①の鶏肉を入れて煮る。再び煮立ったらアクを取り、残りの材料を加える。

★料理のカロリーは、すべて1人分です。

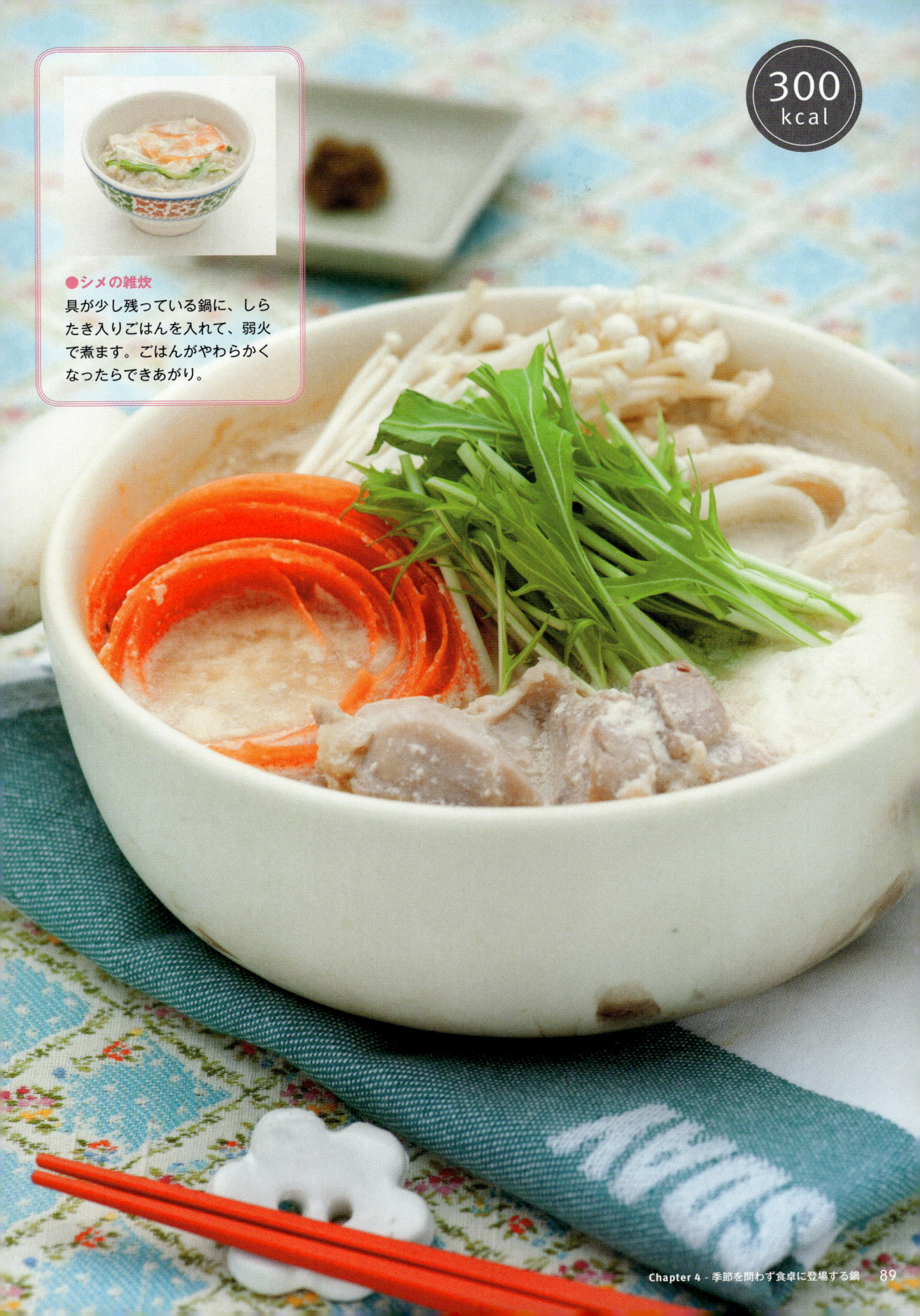

300 kcal

●シメの雑炊
具が少し残っている鍋に、しらたき入りごはんを入れて、弱火で煮ます。ごはんがやわらかくなったらできあがり。

Chapter 4 - 季節を問わず食卓に登場する鍋

スンドゥブチゲ ＋春雨

材料（2人分）

絹豆腐	1/2丁（200g）
あさり	16個
キムチ	60g
ニラ	1/2束
長ねぎ	1/2本
白菜	2枚
しいたけ	2個
ごま油	小さじ1
生姜	1かけ
A　鶏がらスープ	3カップ
豆板醤	小さじ1/2
酒	小さじ1
しょうゆ	小さじ1
みりん	小さじ1
塩	小さじ1/5
万能ねぎ（小口切り）	大さじ1

[シメ]

春雨（乾燥）	60g
卵	1個
長ねぎ（小口切り）	大さじ1

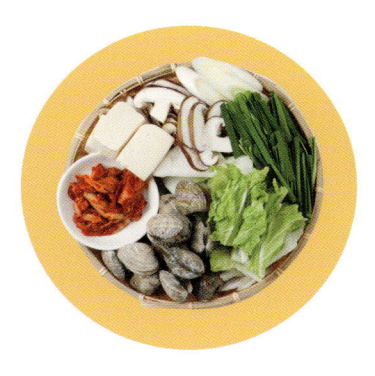

299 kcal

作り方

1. 絹豆腐は角切りにする。あさりは殻を洗う。キムチとニラは5cm長さに、長ねぎは斜め切り、白菜はそぎ切り、しいたけは薄切りにする。
2. 鍋にごま油を熱して薄切りにした生姜を炒める。Aを加えて煮立て、①の具を入れる。あさりの口が開いたら万能ねぎを散らす。

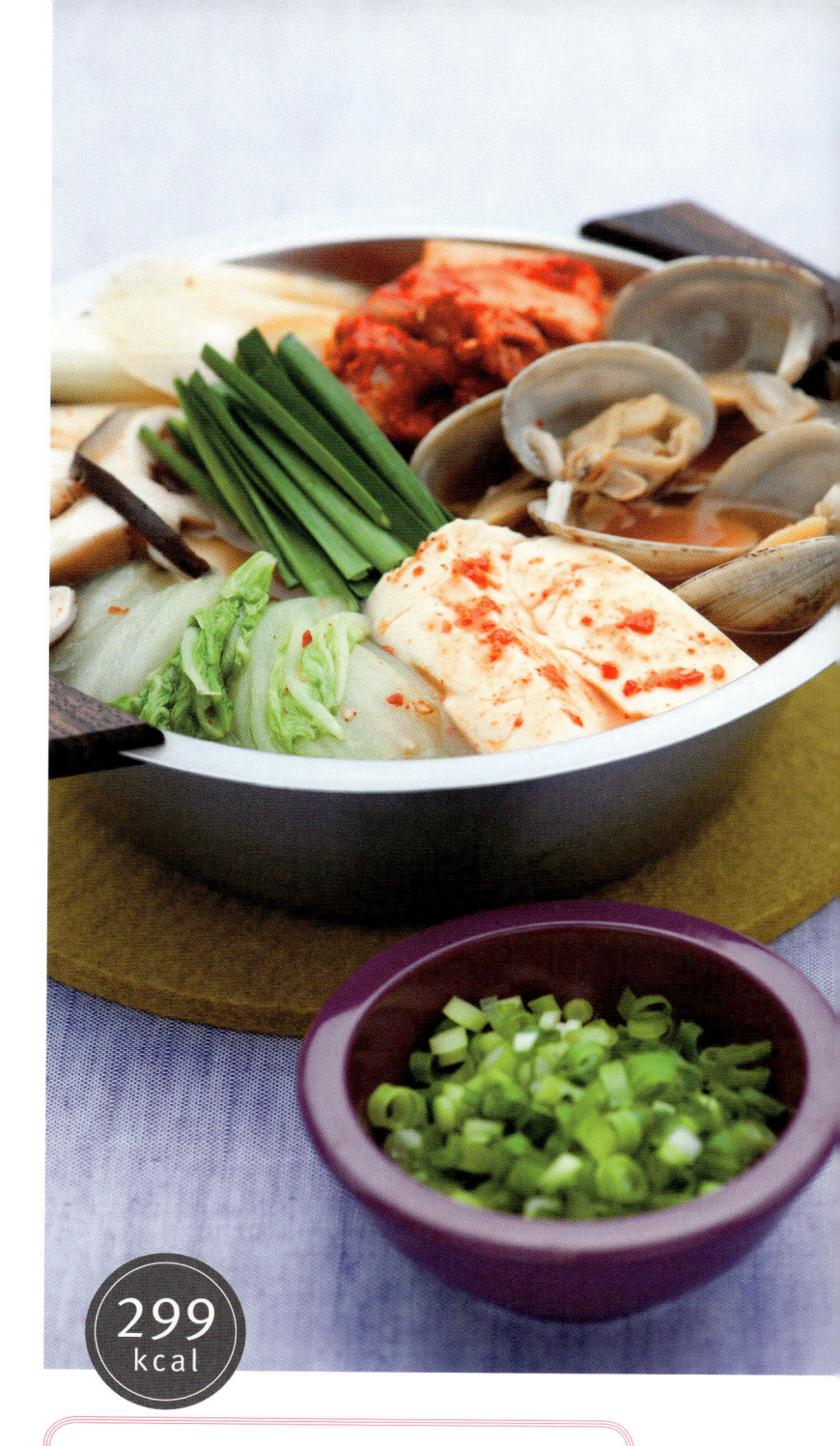

●シメの春雨スープ

具が少し残っている鍋に、お湯で戻した春雨を入れ、やわらかくなるまで煮ます。溶き卵を回し入れ、長ねぎを散らしてどうぞ。

みぞれ鍋＋餅

材料（2人分）

- 大根……………………1/3本
- 鱈………………………2切れ
- 海老（ブラックタイガー）……6尾
- 長ねぎ…………………1/2本
- しめじ…………………1/2パック
- 三つ葉…………………1束
- A ┌ だし汁……適量（大根おろしと合わせて3カップ）
  │ 酒………………………大さじ2
  │ みりん…………………大さじ1/2
  │ 薄口しょうゆ…………小さじ1
  └ 塩………………………小さじ1/2

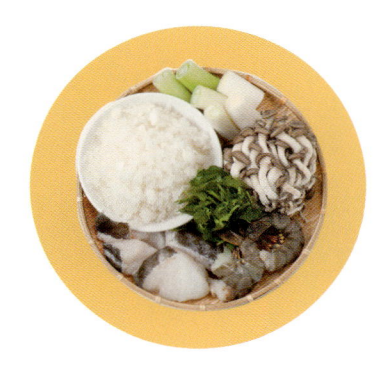

[シメ]
- 餅………………………2枚
- 七味唐辛子……………適量

295 kcal

作り方

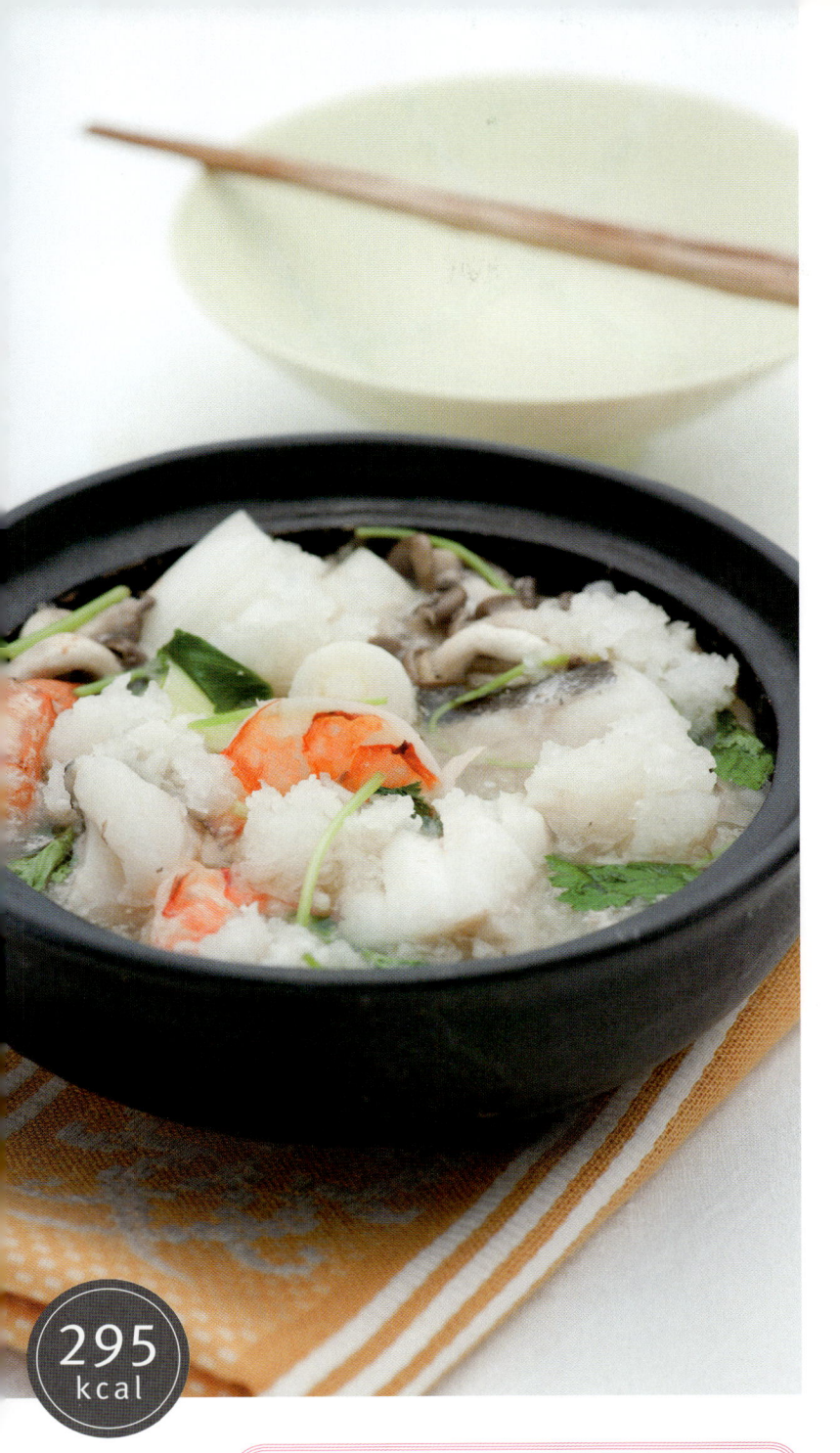

1. 大根は皮をむいてすりおろし、ざるにあげて水気を切り、大根おろしとおろし汁に分ける。
2. 鱈は一口大に切る。海老は殻を除いて背ワタを取る。長ねぎは3cm長さに切る。しめじは石づきを除き、小房に分ける。三つ葉は5cm長さに切る。
3. ①のおろし汁とAを鍋に入れて火にかける。煮立ったら②を加え、再び沸騰したら①の大根おろしを加える。

● シメの雑煮

具の少し残った鍋に、焼いたお餅を加えていただきます。薬味は七味唐辛子がよく合います。

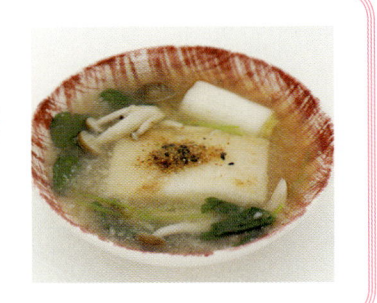

牡蠣の土手鍋 +うどん

材料（2人分）
- 牡蠣……………………200g
- 大根……………………1/8本
- にんじん………………1/3本
- しめじ…………………1/2パック
- しらたき………………100g
- 長ねぎ…………………1/2本
- せり……………………1/2束
- A ┌ 赤味噌……………30g
  │ 味噌………………20g
  │ みりん……………大さじ1
  └ 酒…………………大さじ2
- だし汁…………………適量

[シメ]
- 冷凍うどん……………180g
- 長ねぎ（小口切り）……大さじ2
- 粉山椒…………………適宜

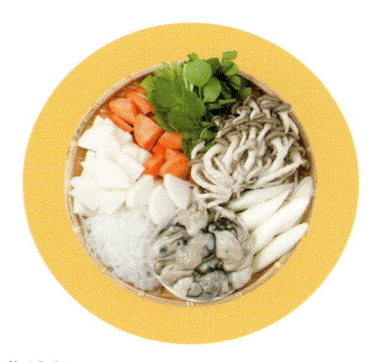

作り方

1. 牡蠣は水で振り洗いして汚れを取り、水気を切る。
2. 大根、にんじんはいちょう切りに、しめじは石づきを除いて小房に分ける。しらたきは下茹でして食べやすい長さに切り、長ねぎは斜め切り、せりは5cm長さに切る。
3. ボウルにAを合わせて練り味噌を作り、鍋の内側の側面にヘラで塗る。
4. ①、②を鍋に入れ、だし汁を具が浸る程度に入れて火にかける。練り味噌をくずしながら煮込む。

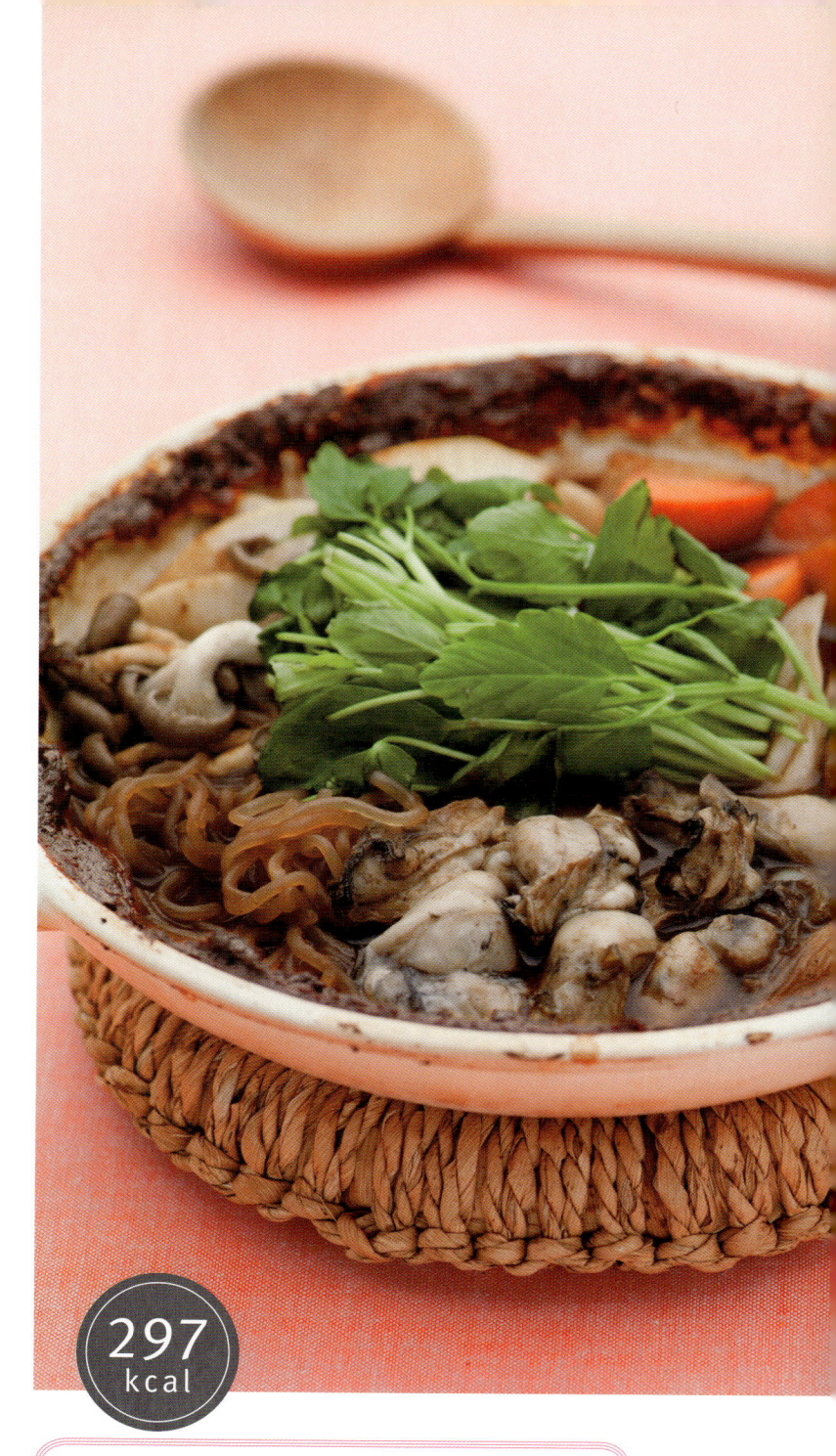

297 kcal

● **シメのうどん**
具が少し残った鍋に、だし汁を加えて沸かし、冷凍うどんを加えて味がしみるまで煮ます。長ねぎの小口切りを散らし、あれば粉山椒をふります。

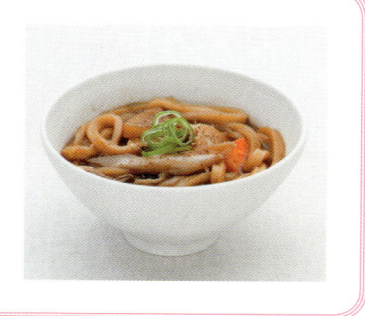

← カレー鍋 ＋トーストバゲット

材料（2人分）

豚もも薄切り肉…………100g
玉ねぎ………………………1/2個
キャベツ……………………1/8個
ミニトマト……………………6個
オクラ…………………………6本
もやし………………………1/2袋
にんにく……………………1かけ
A ┌ だし汁……………………3カップ
　│ カレールウ………………1かけ
　│ カレー粉………………小さじ1
　│ しょうゆ………………大さじ1
　│ みりん…………………小さじ2
　│ 酒………………………大さじ1
　│ 水溶き片栗粉
　└　（片栗粉、水……各大さじ1）

[シメ]
スライスバゲット……2切（20g）
粉チーズ…………………小さじ1
イタリアンパセリ（みじん切り）
………………………………適量

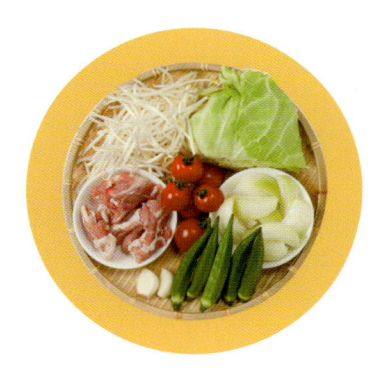

292 kcal

作り方

1　豚もも肉は5cm長さに切る。玉ねぎは薄切り、キャベツはざく切り、ミニトマトとオクラはヘタ部分を除く。もやしは洗っておく。

2　鍋ににんにく、Aを加えて火にかける。沸騰したら①を入れて煮込む。

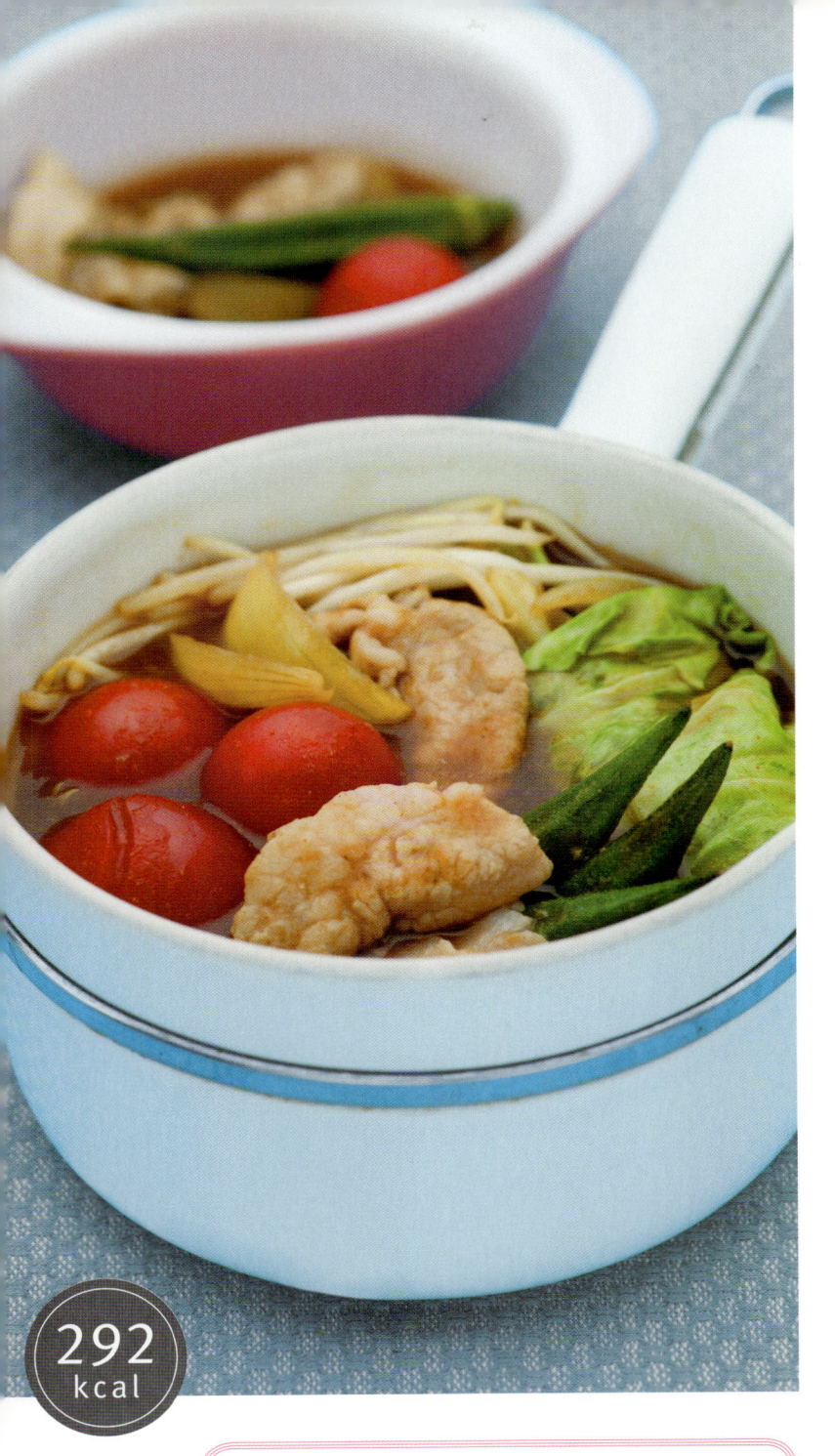

● **シメのバゲット**
具が少し残った鍋の煮汁を器に盛り、トーストしたバゲットをのせます。少量の粉チーズとイタリアンパセリを散らして。

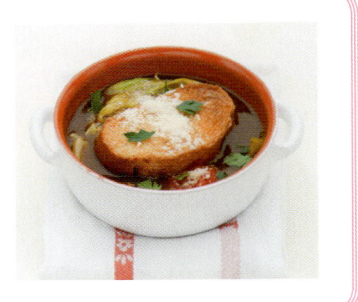

Chapter 4 - 季節を問わず食卓に登場する鍋

素材別 INDEX

♥ 野菜

グリルドベジタブル　12
カリフラワーの麻婆ソース　16
千切り野菜サラダ　16
野菜たっぷり焼き餃子　20
コッチョリ　20
さつまいもの生姜煮　24
セロリとさきいかのエスニックサラダ　24
パプリカのマリネ　28
グレープフルーツときゅうりのサラダ　28
まるごと焼きトマト　32
コールスローのごま和え　32
大根と玉こんにゃくの田楽　36
トマトカップ寿司　36
ほうれん草とカッテージチーズのカレー　40
ブロッコリーとれんこんのサブジ　40
ラディッシュの即席ピクルス　40
アスパラガスの粒マスタード和え　44
大根とりんごのサラダ　44
白菜とチンゲン菜の即席漬け　48
きくらげサラダ　48
おからポテトサラダ　61
切り干し入りピーマンの肉詰め　67
スナップえんどうのわさび和え　73
キャベツのミルフィーユ　73
ミニトマトのおかか炒め　73
コーンクリーム缶のシチュー　74
もやしときゅうりのペペロンチーノ　74
焼ききのこの梅和え　74
じゃがいものにんにく風味　75
ベジタブルタジン　75
肉なし肉じゃが　75
根菜の皮のきんぴら　76
千切り野菜の蒸し豆腐　76
野菜チャンプルー　76
里芋とひじきのコロッケ　77
絹さやのタラコ和え　77
蒸しなすの薬味ごまダレ　77
キャベツとハムの辛子和え　78
エリンギの韓国風つけ焼き　78
三つ葉と切り干し大根の味噌炒め　78
長芋の大学芋風　78
焼きれんこん　79
ししとうのピリ辛炒め　79
豆苗ときのこのおひたし　79
セロリと桜えびのナンプラー炒め　79
ブロッコリーのパン粉炒め　80
大根の昆布しょうゆ漬け　80
焼き長ねぎの和風マリネ　80
キャベツと焼き油揚げの甘酢和え　80
白菜と帆立のさっと煮　81
ブロッコリーの茎の味噌漬け　81
にんじんとツナのホットサラダ　81
ほうれん草とこんにゃくのピリ辛和え　81
冷凍にんじん＋ごぼうミックス　84
にんじんとごぼうの白和え　84
冷凍もやし＋きのこミックス　85
もやしときのこのごま酢和え　85

♥ 魚介類

めかじきの香草焼き　12
中華風刺身　16
ごろごろ野菜と鮭のグラタン　28
冷凍鮭しょうゆ漬け　83
鮭の立田揚げ　83
鮭の柚香焼き　83

♥ 肉、肉加工品

豆腐と鶏むね肉の唐揚げ 44
回鍋肉 48
おからナゲット 60
切り干し入りピーマンの肉詰め 67
キャベツとハムの辛子和え 78
冷凍つくね 82
照り焼きつくね 82

♥ 豆、豆製品

ビーンズサラダ 12
変わりおぼろ冷や奴 20
豆腐の和風ドライカレー 32
豆腐と鶏むね肉の唐揚げ 44
豆腐だけハンバーグ 56
豆腐のお好み焼き 57
おからナゲット 60
おからポテトサラダ 61
高野豆腐のトンカツ 64
高野豆腐のチリコンカン 65
湯葉のモツ風煮込み 69
キャベツと焼き油揚げの甘酢和え 80

♥ 汁もの

にんじんとトマトのすりおろしスープ 12
ニラとわかめ、帆立のスープ 16
スーラータン 20
キャベツとセロリのレモンカレースープ 28
なすとみょうがの味噌スープ 32
長芋となめこのお吸い物 36
めかぶときのこのスープ 44
ザーサイと豆腐のスープ 48
鶏つくね入りジンジャースープ 82
かき玉スープ 85

♥ 鍋

タイスキ 24
豆乳鍋＋しらたき入りごはん雑炊 89
スンドゥブチゲ＋春雨 90
みぞれ鍋＋餅 91
牡蠣の土手鍋＋うどん 92
カレー鍋＋トーストバゲット 93

♥ 麺、ごはん

しらたき入りごはん 16
しらたき入りジャスミンライス 24
トマトカップ寿司 36
しらたき入り焼きそば 62
しらたき入りごはんのビビンパ 63
切り干し大根とたけのこの混ぜ寿司 66
厚揚げのうな丼 68
大根の釜飯 70
にんじんとごぼうの炊き込みごはん 84

♥ その他

マンゴーココナッツミルク 24
ふわふわ和風かに玉 36
スパイシー豆乳チャイ 40
こんにゃくのエスニック春巻き 58
こんにゃくのカツ煮 59
ほうれん草とこんにゃくのピリ辛和え 81

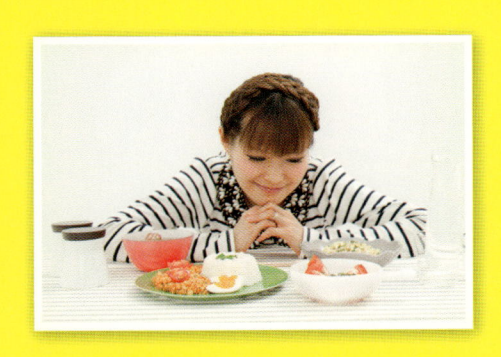

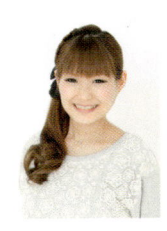

ギャル曽根

1985年京都府生まれ。
"大食いの女王"としてバラエティ番組で人気を集め、
2006年よりタレントとして本格的に活動を始める。
料理上手としても知られ、『ギャル曽根　大食いHAPPYダイエット』
（マガジンハウス）がベストセラーに。
ブログ『ギャル曽根Blog．ごはんは残さず食べましょう』も好評。
http://ameblo.jp/galsone-we/

ギャル曽根流　もっと大食いHAPPYダイエット

2013年3月7日　第1刷発行

著者　　　ギャル曽根
発行者　　石﨑　孟
発行所　　株式会社マガジンハウス
　　　　　〒104-8003
　　　　　東京都中央区銀座3-13-10
　　　　　受注センター　☎049-275-1811
　　　　　書籍編集部　　☎03-3545-7030
印刷・製本　株式会社千代田プリントメディア

撮影　　　　　　　　　　中島慶子
フードスタイリング＆栄養計算　美才治真澄
料理アシスタント　山手美沙　小山留美
ヘア　　　　　　　nagisa
ファッションスタイリング　松川茜（rogue）
編集協力　　　　　河野友紀
デザイン　　　　　つちやかおり
製作協力　　　　　（株）ワタナベエンターテインメント

協力
〈食材〉　パルシステム生活協同組合連合会　☎0120-53-4400　www.pal.or.jp
〈衣装〉　MAJESTIC LEGON　☎0120-54-7180
　　　　　recette　☎03-6457-8131
〈雑貨〉　フォグリネンワーク　☎03-5432-5610　www.foglinenwork.com
　　　　　DEALER SHIP　☎03-3314-7460　www.dealer-ship.com
　　　　　cotogoto　☎03-3318-0313　www.cotogoto.jp

〈対談ゲスト〉
●ハライチ（岩井勇気、澤部佑）／埼玉県出身。幼稚園の同級生というお笑いコンビ。テレビやライブで活躍中。
●チャンカワイ／相方のえとう窓口とともにお笑いコンビ「Wエンジン」として活躍。三重県出身。
●バービー／相方のハジメとともにお笑いコンビ「フォーリンラブ」として活躍。北海道出身。

©2013　Gal Sone, Printed in Japan
ISBN978-4-8387-2525-0　C0095

乱丁本、落丁本は購入書店名明記のうえ、小社製作部宛にお送りください。
送料小社負担にてお取り替えいたします。但し、古書店等で購入されたものについては、お取り替えできません。定価はカバーと帯に表示してあります。
本書の無断複製（コピー、スキャン、デジタル化等）は禁じられています（但し著作権法上での例外は除く）。
断りなくスキャンやデジタル化することは著作権法違反に問われる可能性があります。

マガジンハウス　ホームページ　http://magazineworld.jp/